睡前视力改善图册和近视、老花眼说再见

[日] 本部千博 编著
蔡晓智 译

中国水利水电出版社
www.waterpub.com.cn
·北京·

序

很多人因为近视、老花眼等视力问题深受困扰。其实造成视力差的原因之一是眼部肌肉供血不足。供血不足导致氧气和营养物质无法运达眼睛部位，眼部肌肉本来的能力无法发挥出来。而且供血不足还会导致废物无法排出，让人容易患上白内障、青光眼等疾病。

晶状体的作用是使物体成像的焦点总是准确地落在视网膜上，看近处时晶状体变厚，看远处时晶状体变薄。调节晶状体厚度的是"睫状肌"。如果睫状肌硬化，就会很难对焦。

眼球外部的肌肉中，"眼外肌"发挥着重要的作用。它由六条肌肉构成，负责牵引眼球。眼外肌总不动的话会运动不足，影响供血。

通过观看本书提供的"迷宫""找不同""远近景物"等图片来活动眼睛，可锻炼眼部肌肉，促进血液循环。

为什么最好在睡前看呢？这是因为睡前是眼睛放松状态。如果您不是高度近视（600 度以上），请摘掉眼镜或者隐形眼镜进行训练。训练后睡觉，使交感神经和副交感神经平衡，治愈力自然就会提高。

请睡前凝视这些美丽的图片，进行放松训练。

本部千博

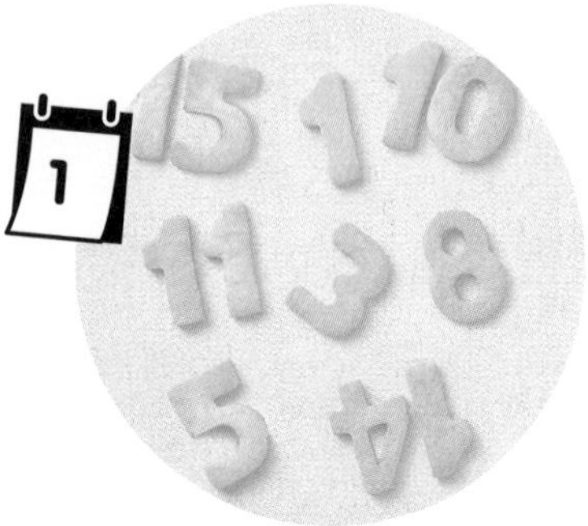

本书用法

每天一张更容易坚持

像日历一样每天翻一页，31 天是一个疗程。所以即使是习惯三天打鱼两天晒网的人也能坚持下来。训练两个疗程后应该能感觉到视力有所恢复。

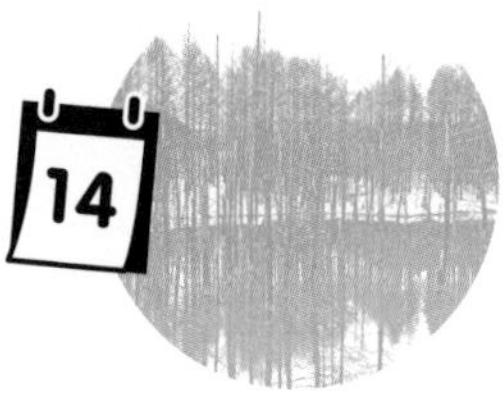

※ 效果因人而异。

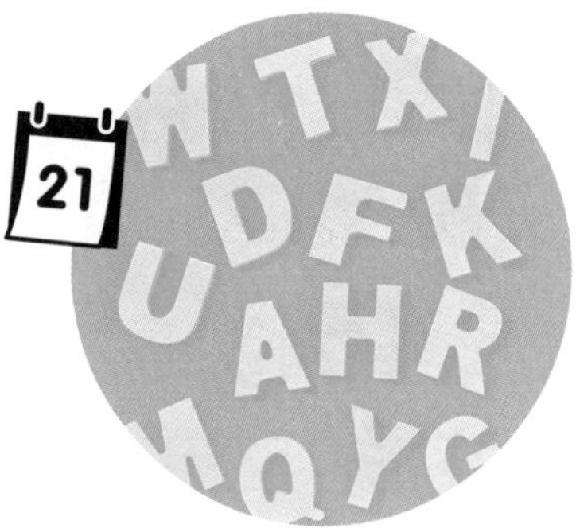

从几秒钟到八分钟

从走迷宫、按顺序找出文字或数字、找不同等类型的短时训练，到凝视八分钟锻炼焦点调节功能的训练，本书都配了不同的图片。

凝视照片时要注意以下几点

① 请选择明亮的场所

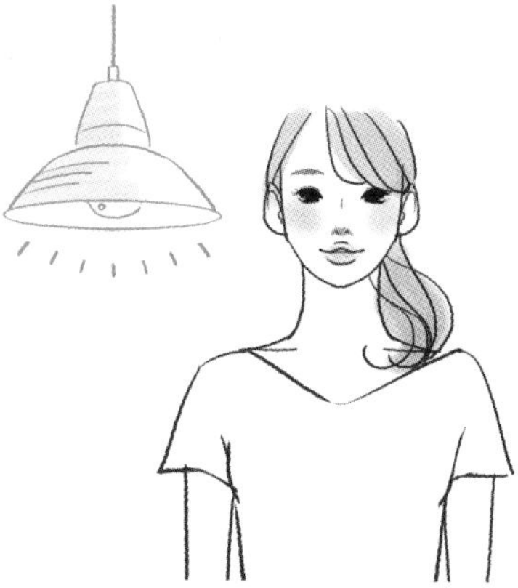

为了眼睛更容易对焦，所以请选择明亮的地方。如果光线昏暗需要用力凝视，会导致眼睛更加疲劳，所以一定要在明亮的地方训练。

② 请勿配戴眼镜训练

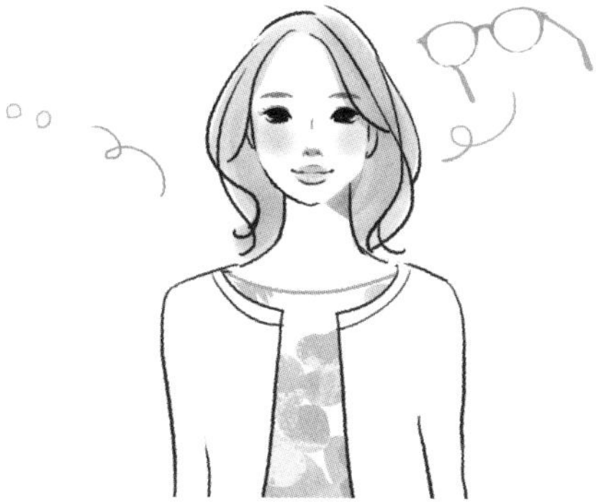

眼镜和隐形眼镜都是矫正用品，不能恢复视力。想锻炼眼部肌肉本来的能力，请摘下眼镜再训练。但是高度近视的人可以佩戴眼镜。

③ 书要距离眼睛 30cm 左右

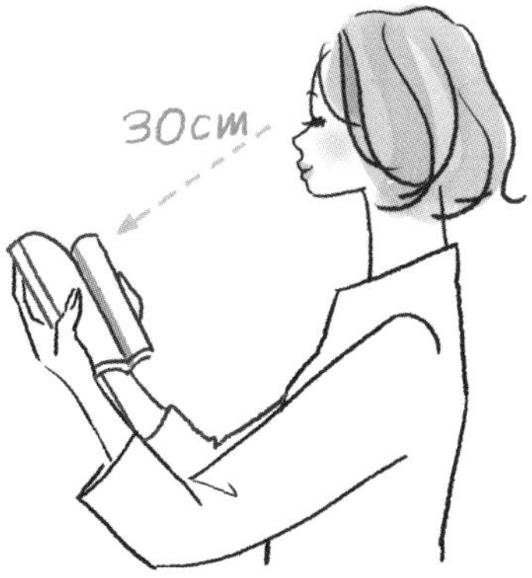

训练时书要距离眼睛 30cm 左右，以正好能看清的距离为宜。不要离得太近。

④ 姿势要正确

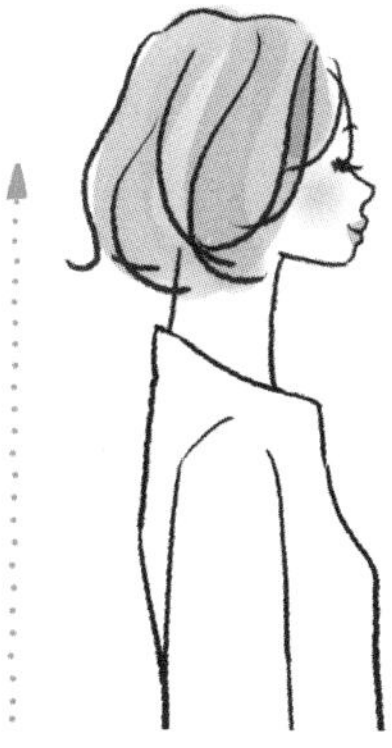

躺着或偏头会导致只用一只眼睛看文字或图片。如果养成习惯，不常用的一只眼睛情况会更恶化，所以请坐着并保持正确的姿势。

目录

你的视力为什么会不好呢？

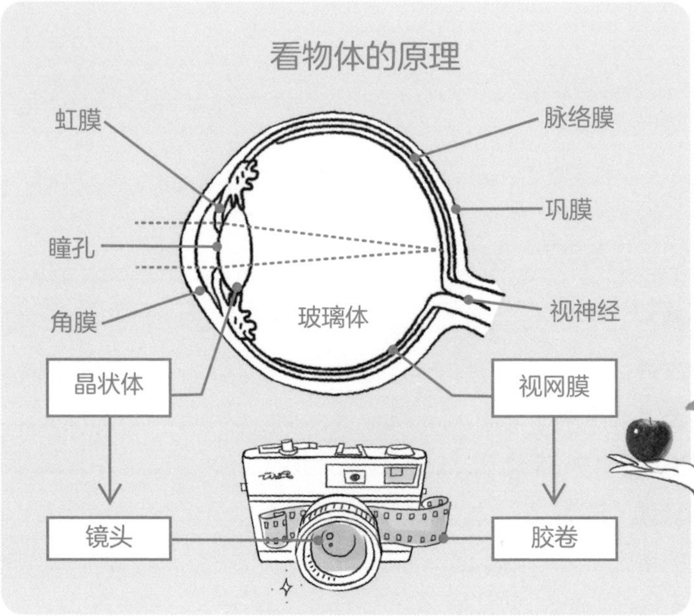

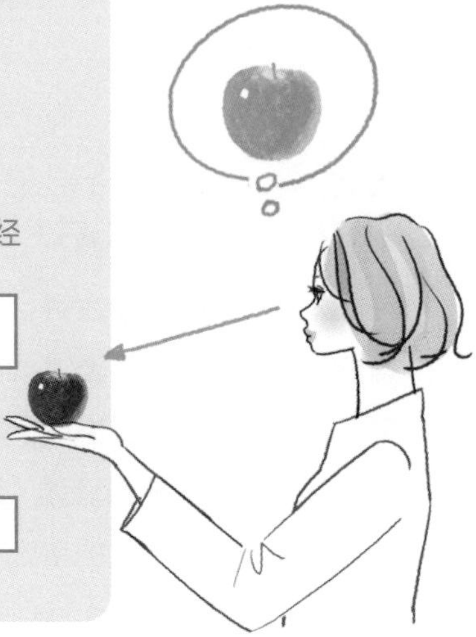

这是因为总看一个地方。随着电脑和智能手机的普及，现在只看近处的时间越来越多。抛开电子产品的影响不提，读书或学习的时间太长也是一样的，一直盯着狭窄的范围看，视野就会变窄，原本应该望向远处的机会减少，所以容易近视也就不足为奇了。

人类的眼睛和自动对焦相机一样

进入眼睛的光线经过角膜和晶状体折射在眼底的视网膜上成像，正常成像的状态称为“正常视力”。而近视的人角膜和晶状体的折射率高，成像的焦点落在了视网膜的前面。所以近视只能看清近处的物体，看远处的物体就会模糊。

正常视力

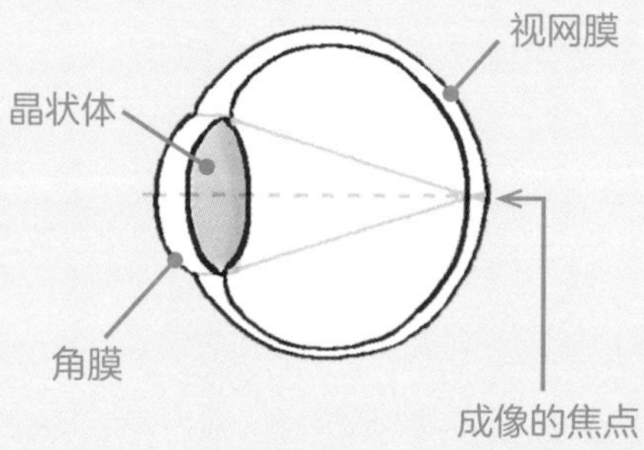

近视

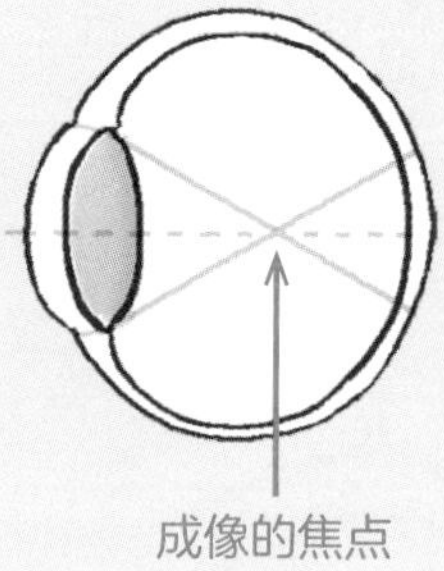

远视

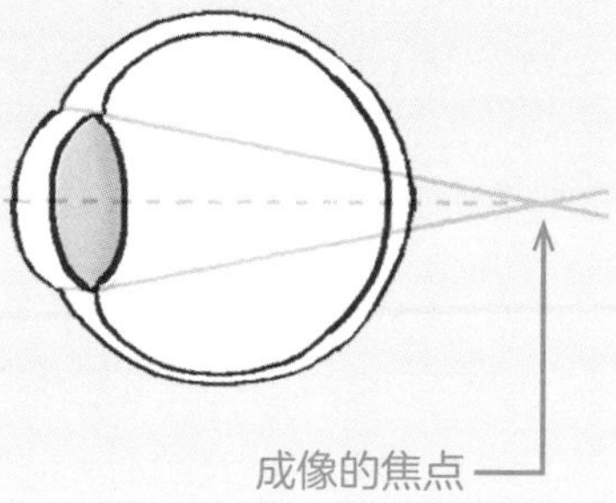

相反，如果是远视，角膜和晶状体的折射率低，成像的焦点落在视网膜的后面。

大脑具有对看到的影像进行矫正的功能，所以如果你只看近处的话，大脑就会觉得“啊，这个人不看远处，只看近处，最好为他调整一下”，就成了近视的状态。

眼球的构造

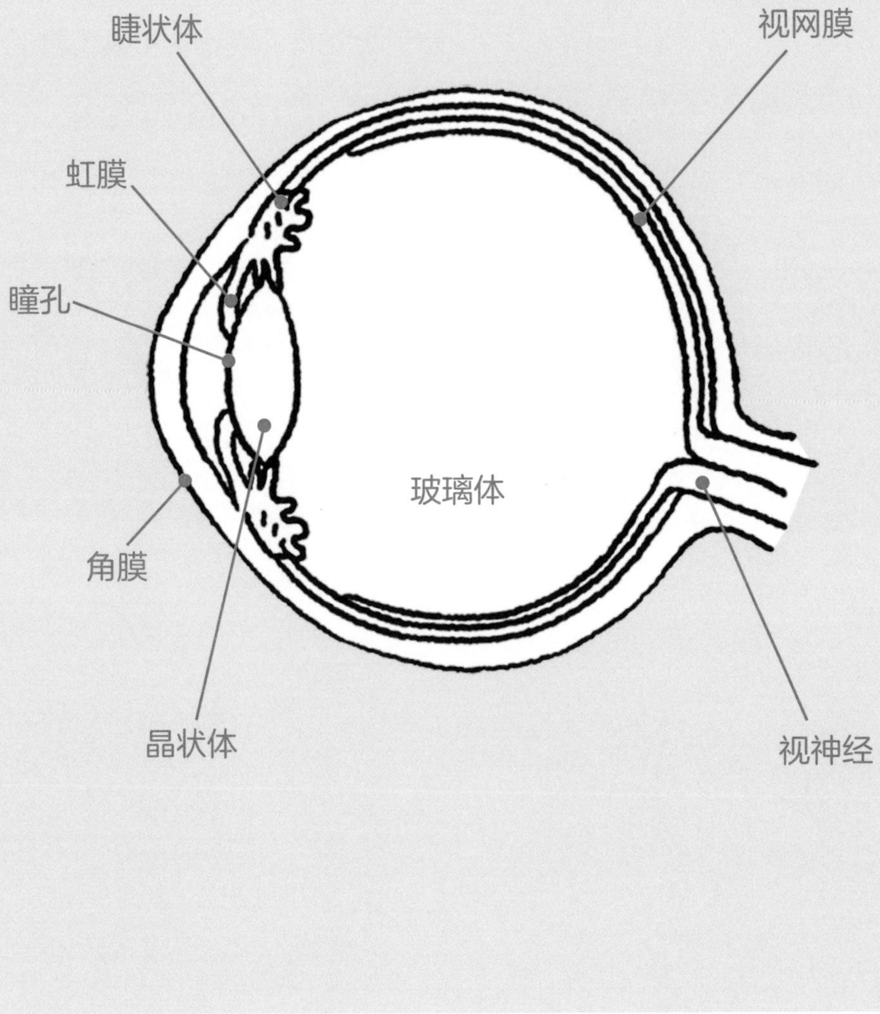

视力有范围?

同一个人在一天中的视力状况也会有变化。例如早晨能看清楚，到了晚上却看不清楚了，这可能是因为眼睛疲劳。

调节晶状体厚度的睫状体是肌肉，早上还不疲劳，所以看得清楚。工作一天之后，到了傍晚的时候睫状体已经很疲劳。所以早晨进行视力检查和傍晚进行视力检查结果不同，也就很正常了。

牵引眼球的六条肌肉——眼外肌

眼外肌是位于眼球外部的肌肉，由六条肌肉组成，对牵引眼球起重要的作用。

如右图所示，它由内直肌、外直肌、上斜肌、下斜肌、下直肌、上直肌构成。

这些肌肉也一样，如果总不动的话就会运动不足，导致供血不畅。

❶ 内直肌

让眼球向内侧转动的肌肉。是一条较大的肌肉，看近处的时候特别活跃。

❷ 外直肌

让眼球向外侧转动的肌肉。

❸ 上斜肌

让眼球内旋的肌肉。

❹ 下斜肌

让眼球外旋的肌肉。

❺ 下直肌

让眼睛上下转动的肌肉。收缩时会让眼球向内上方转动。

❻ 上直肌

让眼睛上下转动的肌肉。收缩时会让眼球向内下方转动。

眼外肌（左眼）

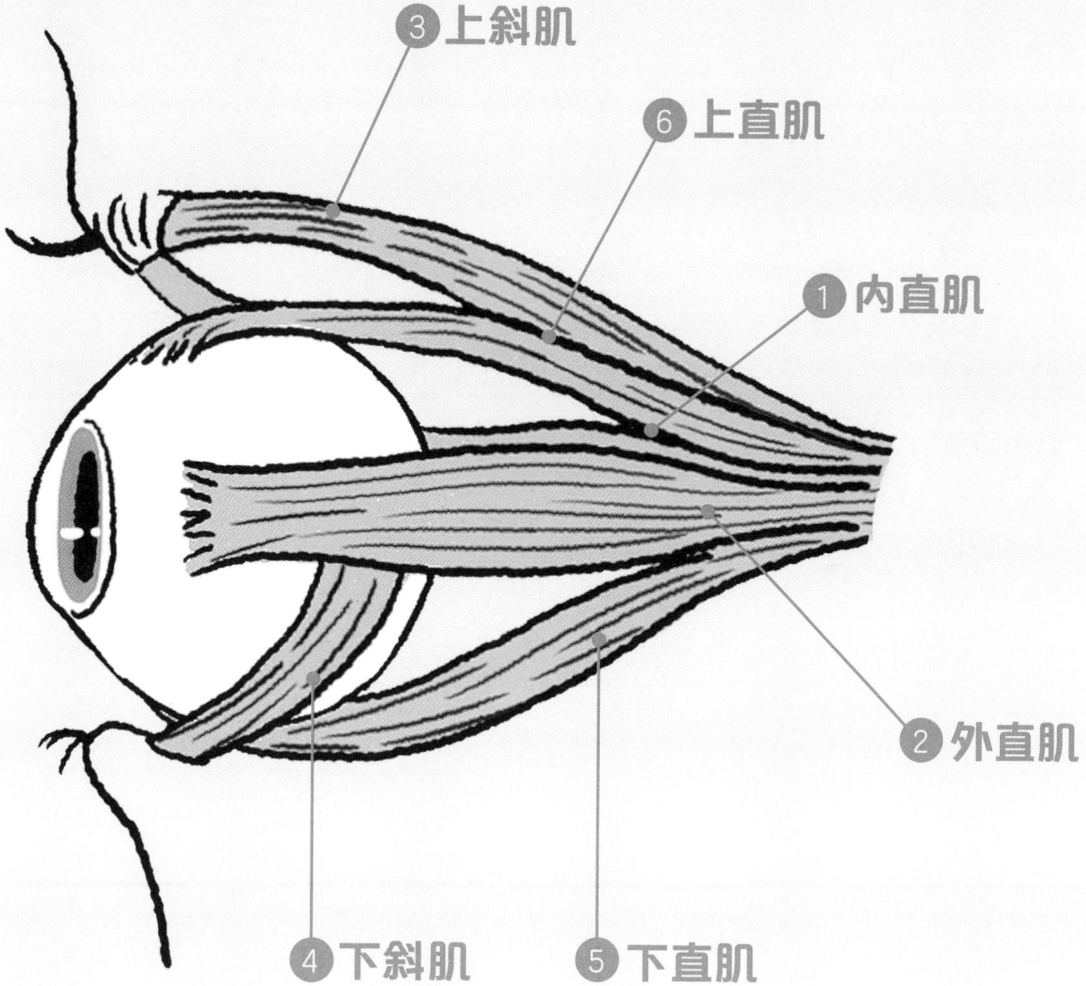

3 上斜肌
6 上直肌
1 内直肌
2 外直肌
4 下斜肌
5 下直肌

通过转轮图练习活动眼睛

下页这个像雪花的图形是土著人传下来、由雅各布·利伯曼博士推广的转轮图。

和本书中介绍的照片训练是同样的原理，用视线描摹转轮图的轮廓，拓宽视野，舒展眼部肌肉。

❶ 把图放在距离眼睛 15cm 到 30cm 的地方，让图的中心正对脸的中心（如果看不清的话，就要移动到正好可以看清的位置）。

❷ 用手或其他物品遮住一只眼睛，用另一只眼睛从起点处顺时针描摹图形的轮廓，然后再逆时针描摹。左右两眼分别进行。注意头和手都不要动，只活动眼睛。

《描摹方法》

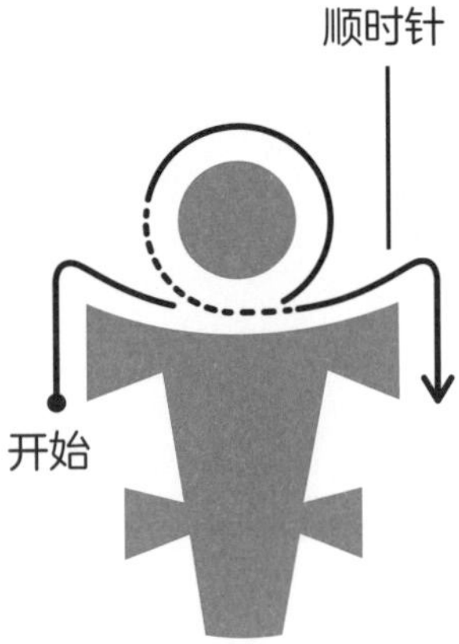

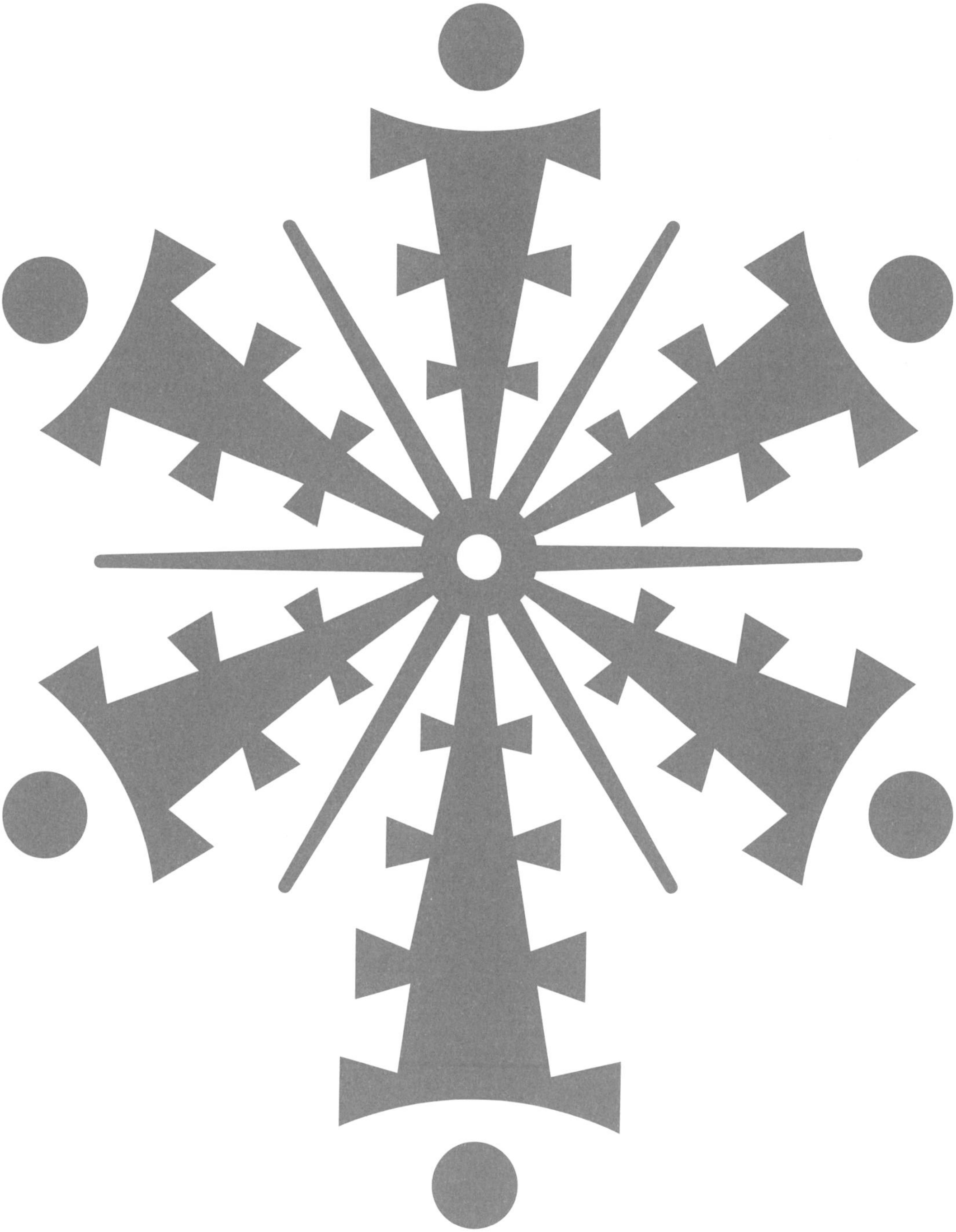

近看视力表

让我们来测量一下“看近处的视力”。请把表放在适合眼睛的高度，距离眼睛 40cm 的地方，两只眼睛分别测量。如果看不清 0.4 一栏，说明有老花眼的倾向。建议在训练前后测量，并记录对比。

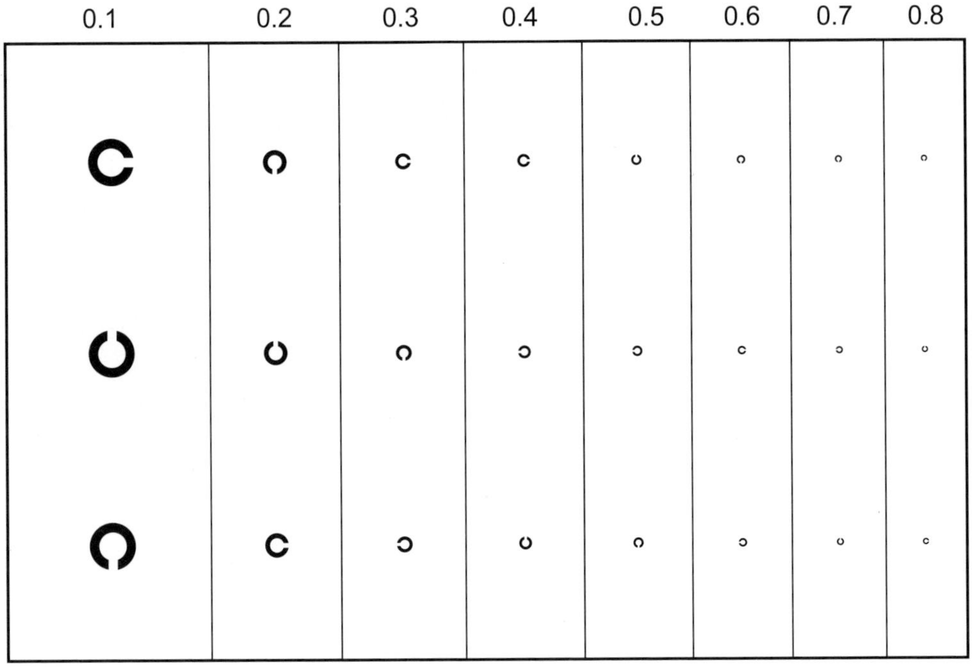

※ 依据三城光学研究所 &WOC“近看对比视力表”制作

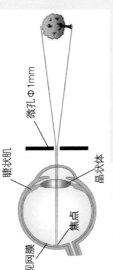

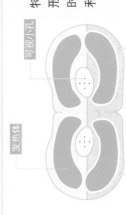

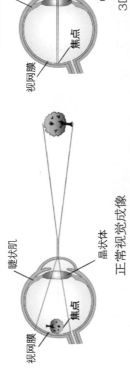

本书提醒您 时刻关注自己的视力

	第一天	第二天	第三天	第四天	第五天	第六天	第七天	第八天	第九天	第十天
左眼										
右眼										

	第十一天	第十二天	第十三天	第十四天	第十五天	第十六天	第十七天	第十八天	第十九天	第二十天
左眼										
右眼										

	第二十一天	第二十二天	第二十三天	第二十四天	第二十五天	第二十六天	第二十七天	第二十八天	第二十九天	第三十天
左眼										
右眼										

	第三十一天
左眼	
右眼	

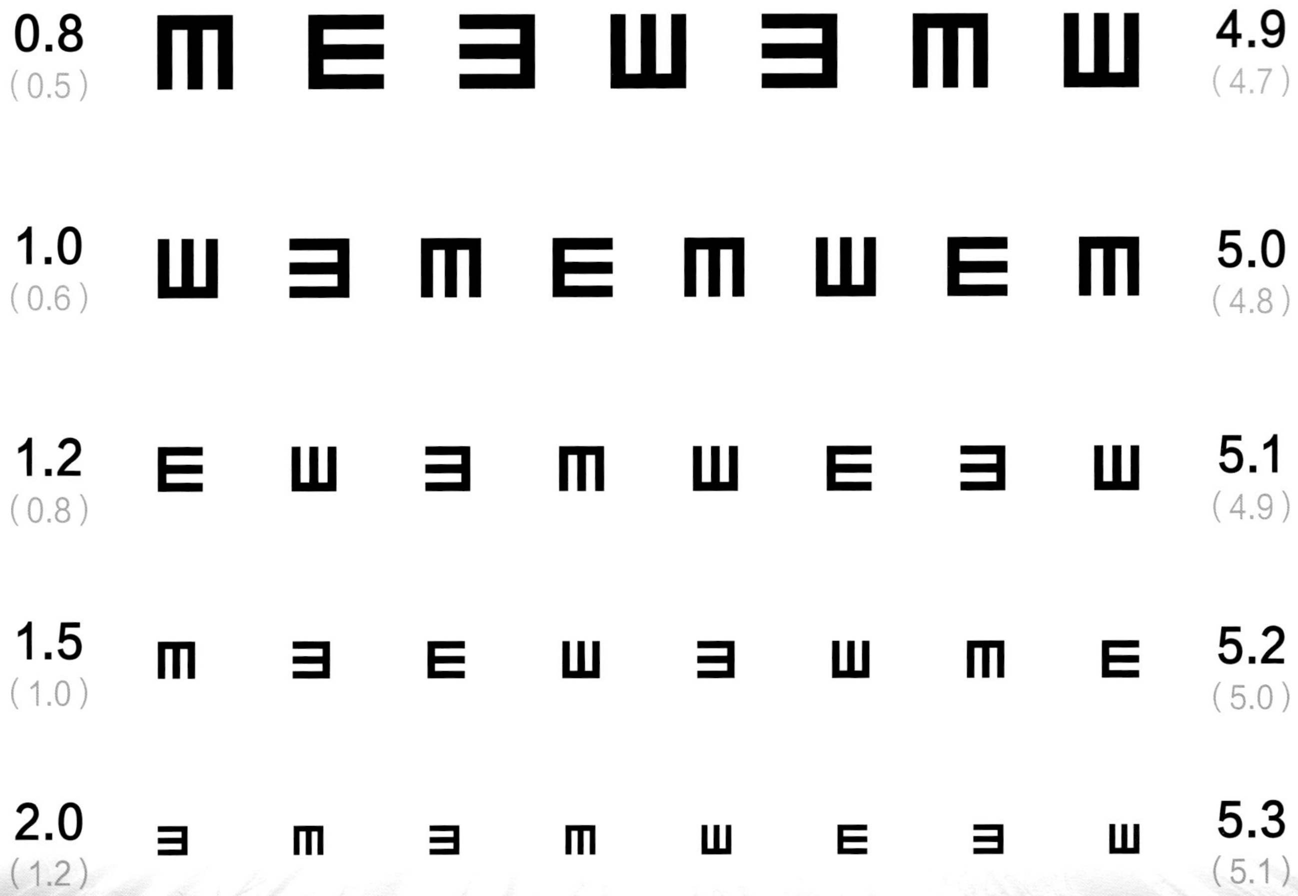
0.8 (0.5) 4.9 (4.7)
1.0 (0.6) 5.0 (4.8)
1.2 (0.8) 5.1 (4.9)
1.5 (1.0) 5.2 (5.0)
2.0 (1.2) 5.3 (5.1)

0.25 (0.15)		4.4 (4.2)
0.3 (0.2)	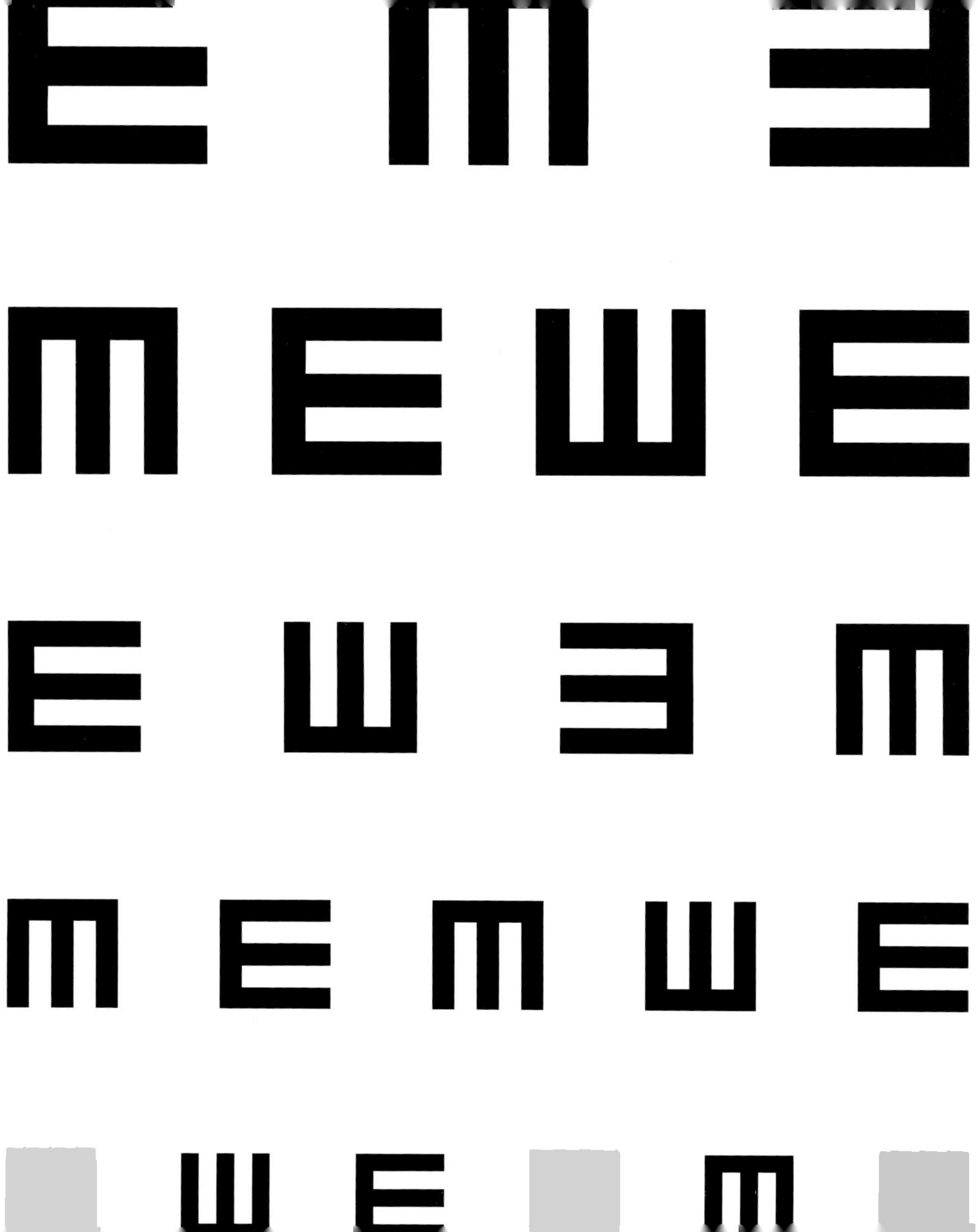	4.5 (4.3)
0.4 (0.25)		4.6 (4.4)
0.5 (0.3)		4.7 (4.5)
0.6 (0.4)		4.8

(0.08)

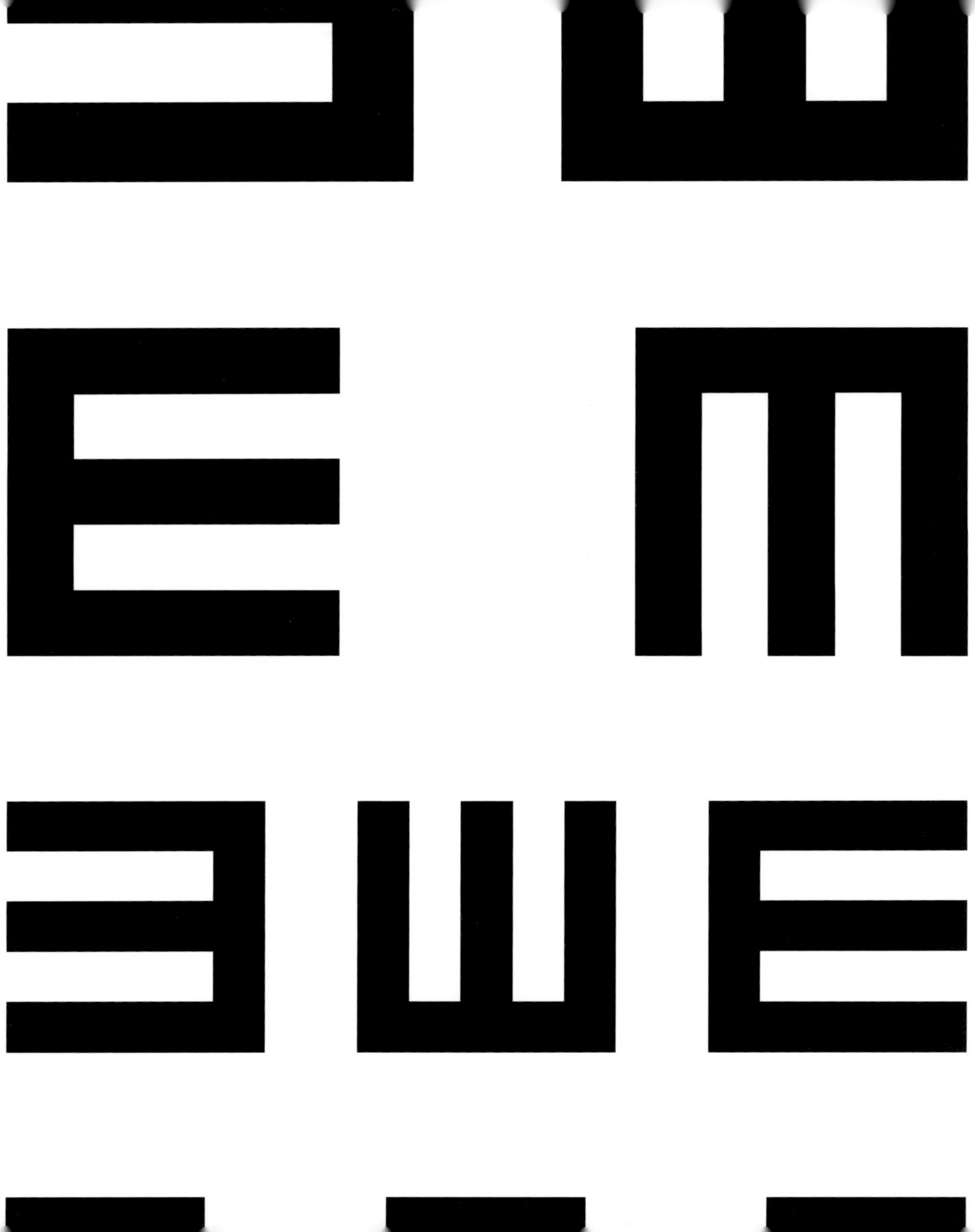

0.15 (0.1) — 4.2 (4.0)

0.2 (0.12) — 4.3 (4.1)

标准对数视力表

（最新版国家标准）

小数记录		5 分记录
5 米读值 （3 米读值）		5 米读值 （3 米读值）
0.1 （0.06）	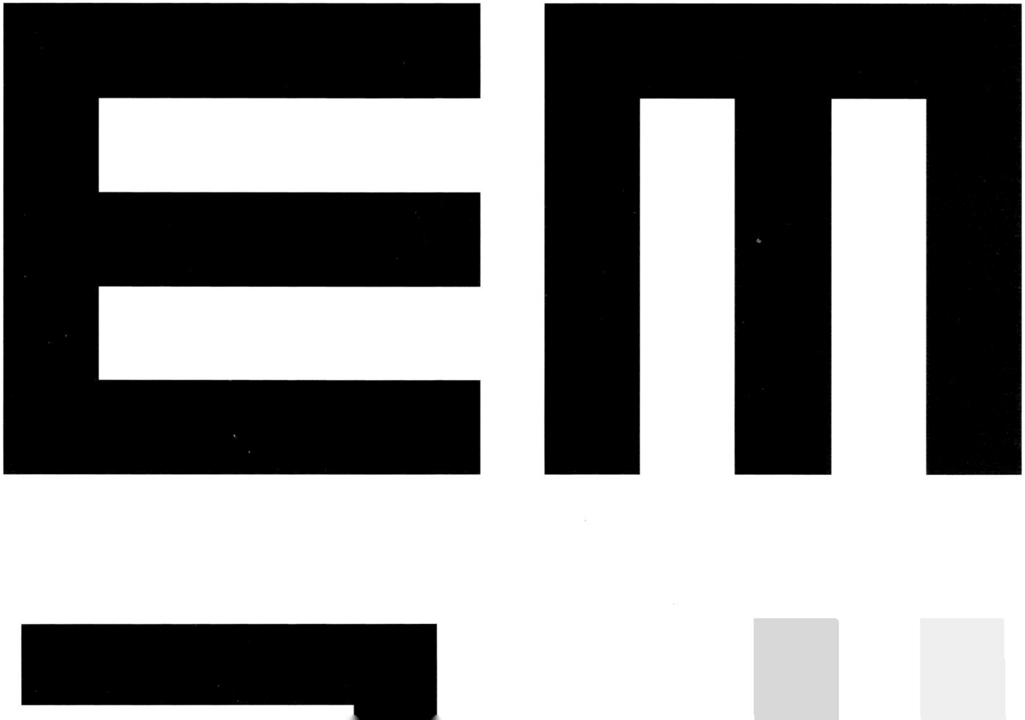	4.0 （3.8）

PART

1

睡前放松下来凝视照片

注意：P5 ④讲过，躺着看会造成左右两眼视力不均衡，所以睡前训练请坐着并保持正确的姿势。

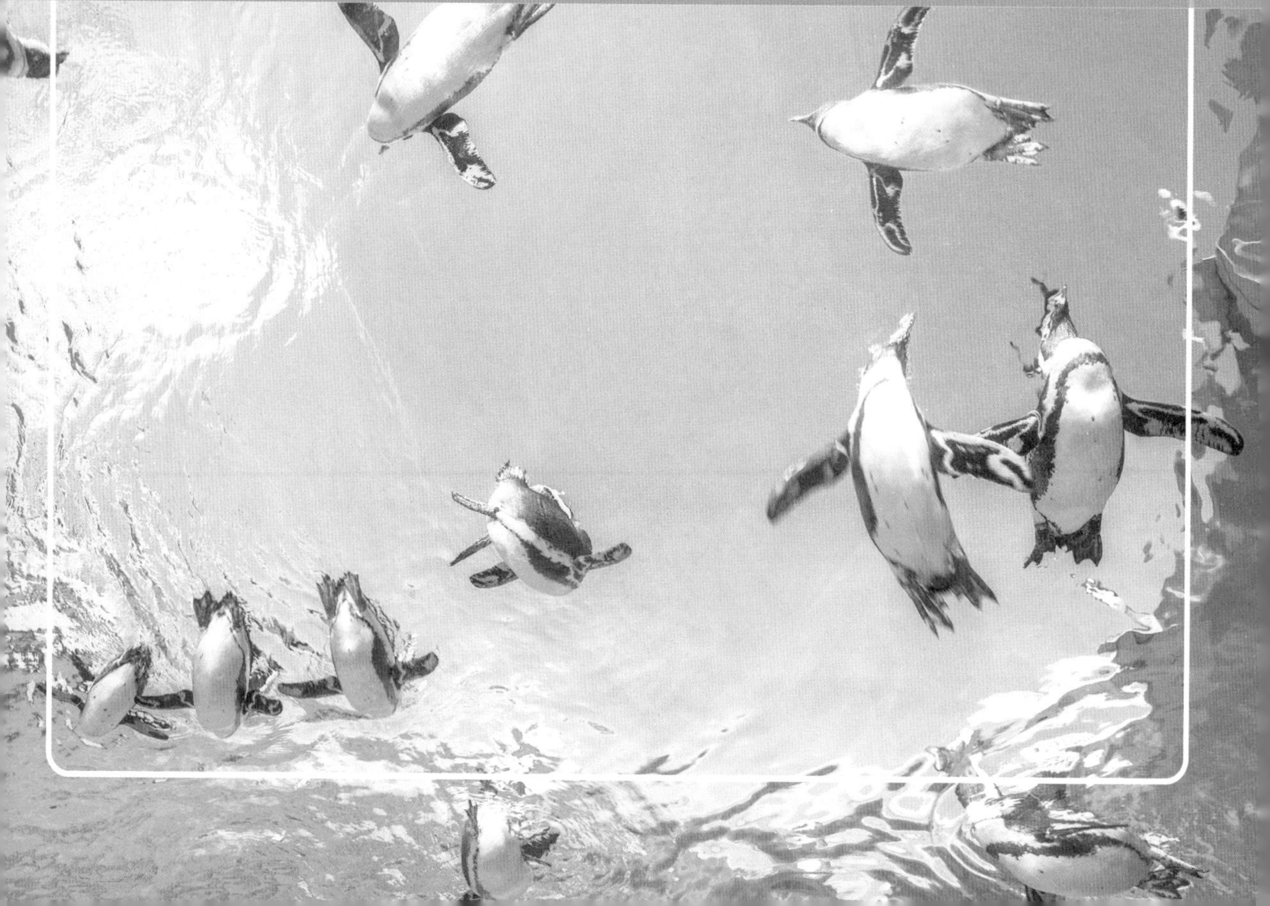

第1天

按顺序找出数字1-15（1）

上下左右移动视线，强化眼睛的肌肉。

※●表示下部。

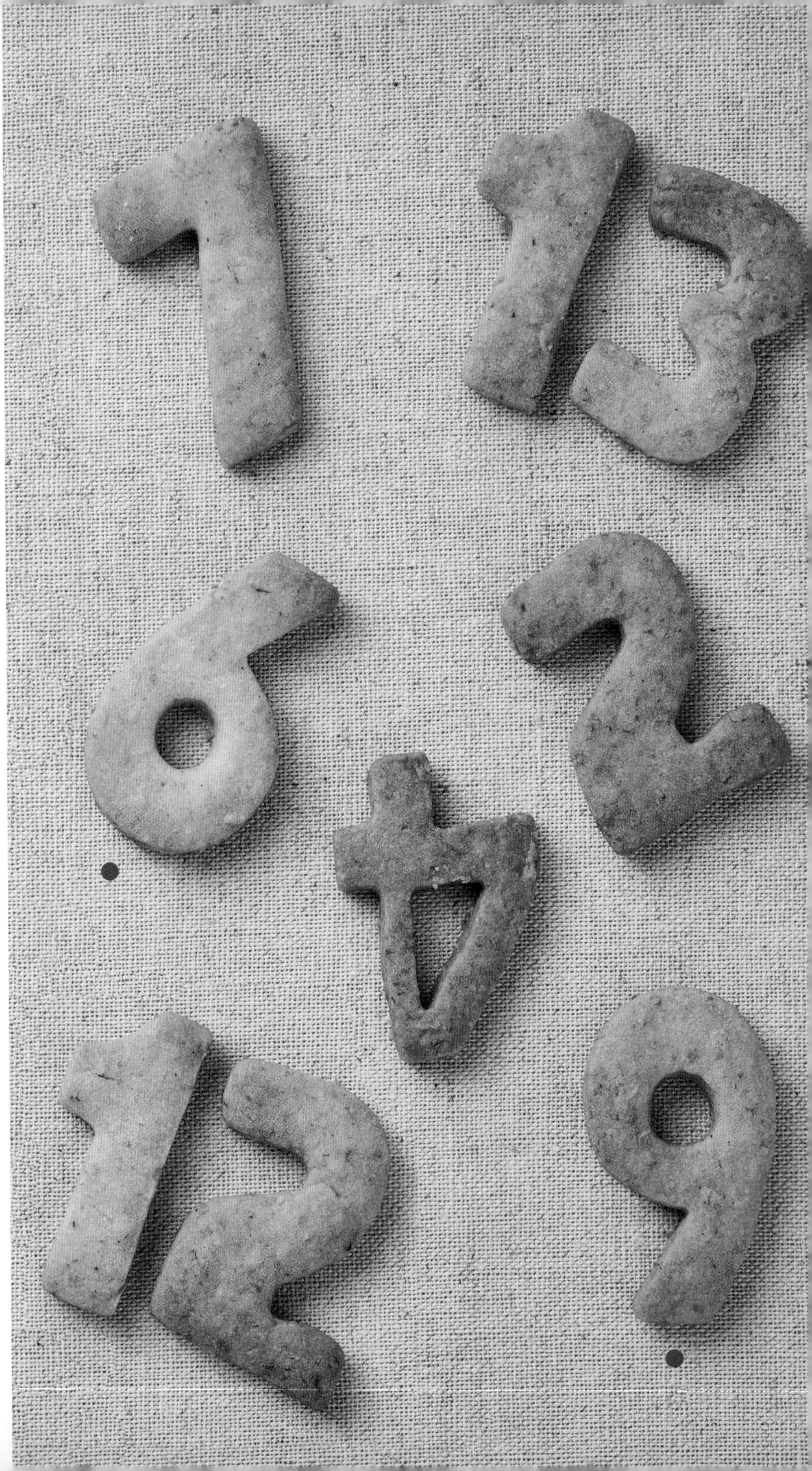

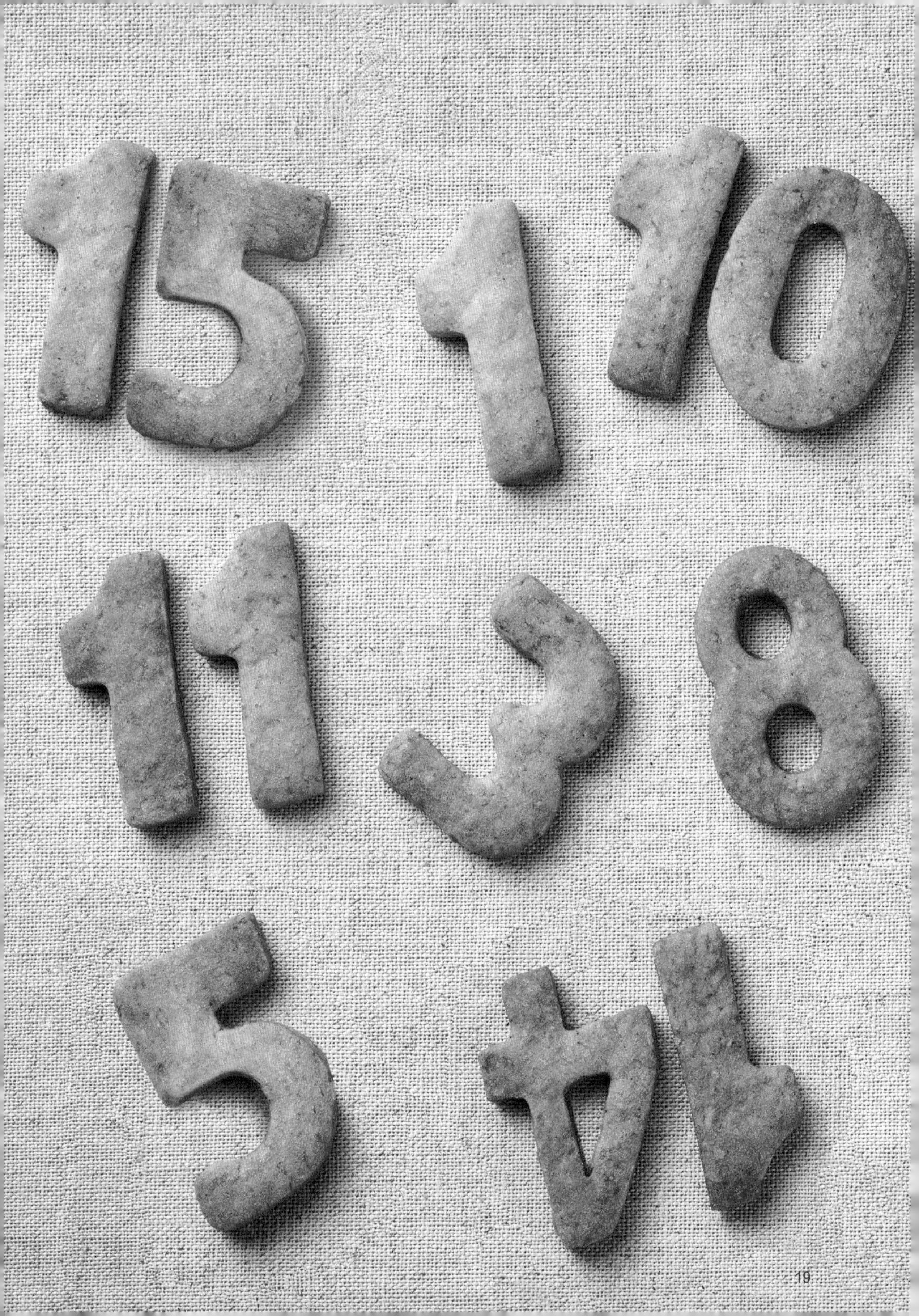

第 2 天

看近处和远处（1）

从图的中心部分开始，凝视近处的花 20 秒，远处的花 10 秒。交替重复 16 次，锻炼焦点调节功能。

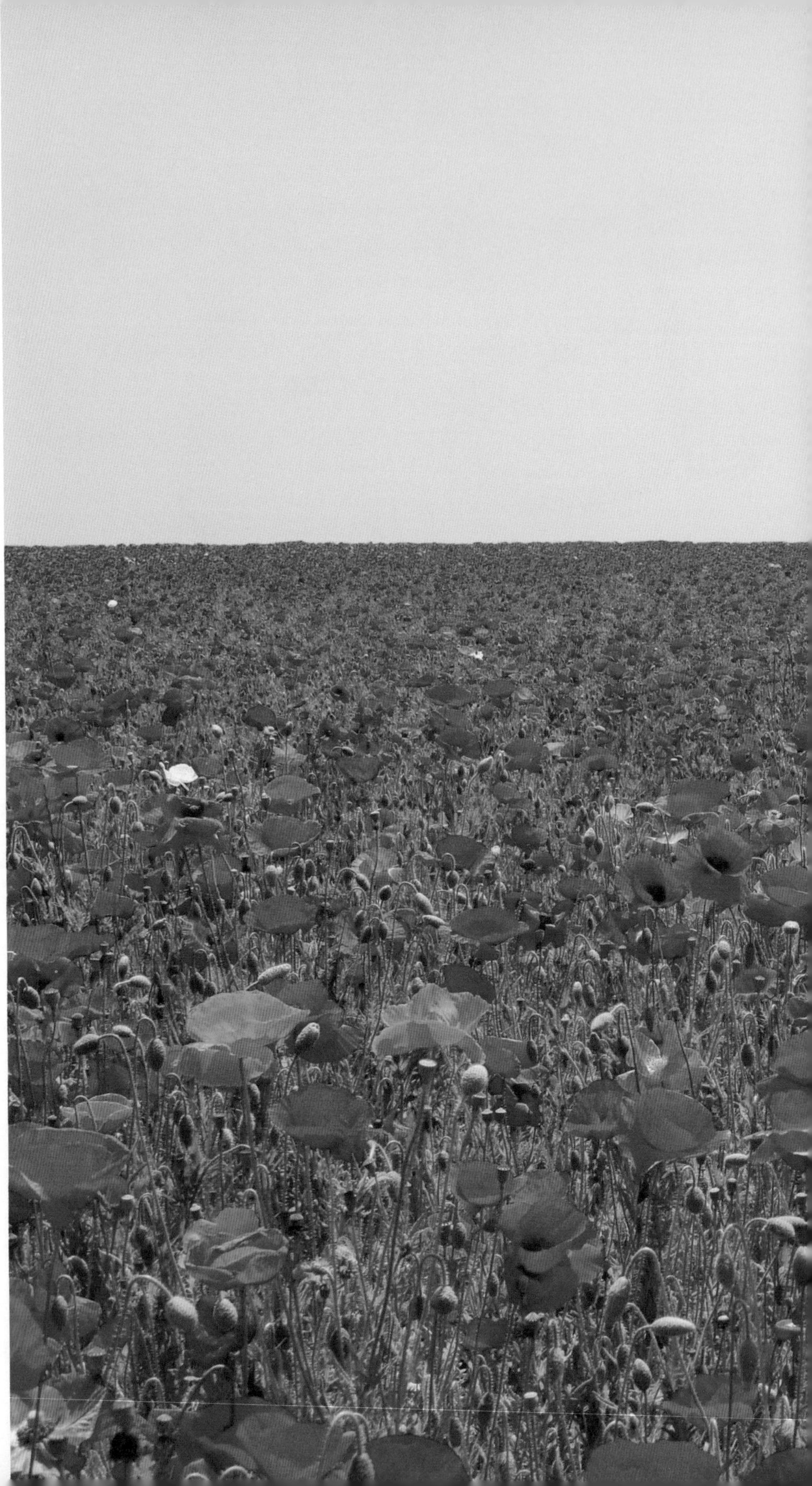

第3天

看焦点不同的两张照片

按照从右页到左页的顺序，交替凝视位于中心的白点30秒。重复8次，锻炼眼部的肌肉。

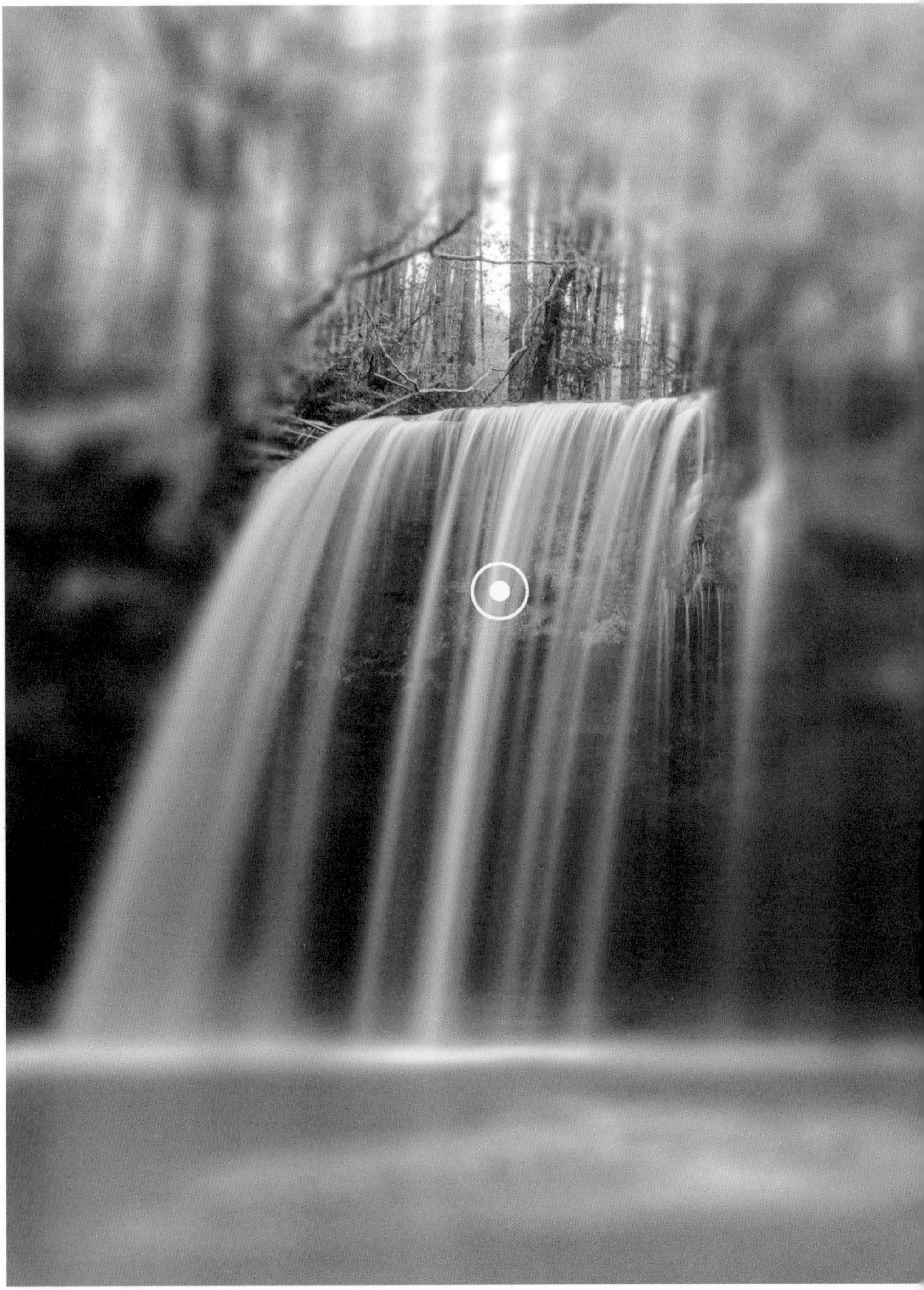

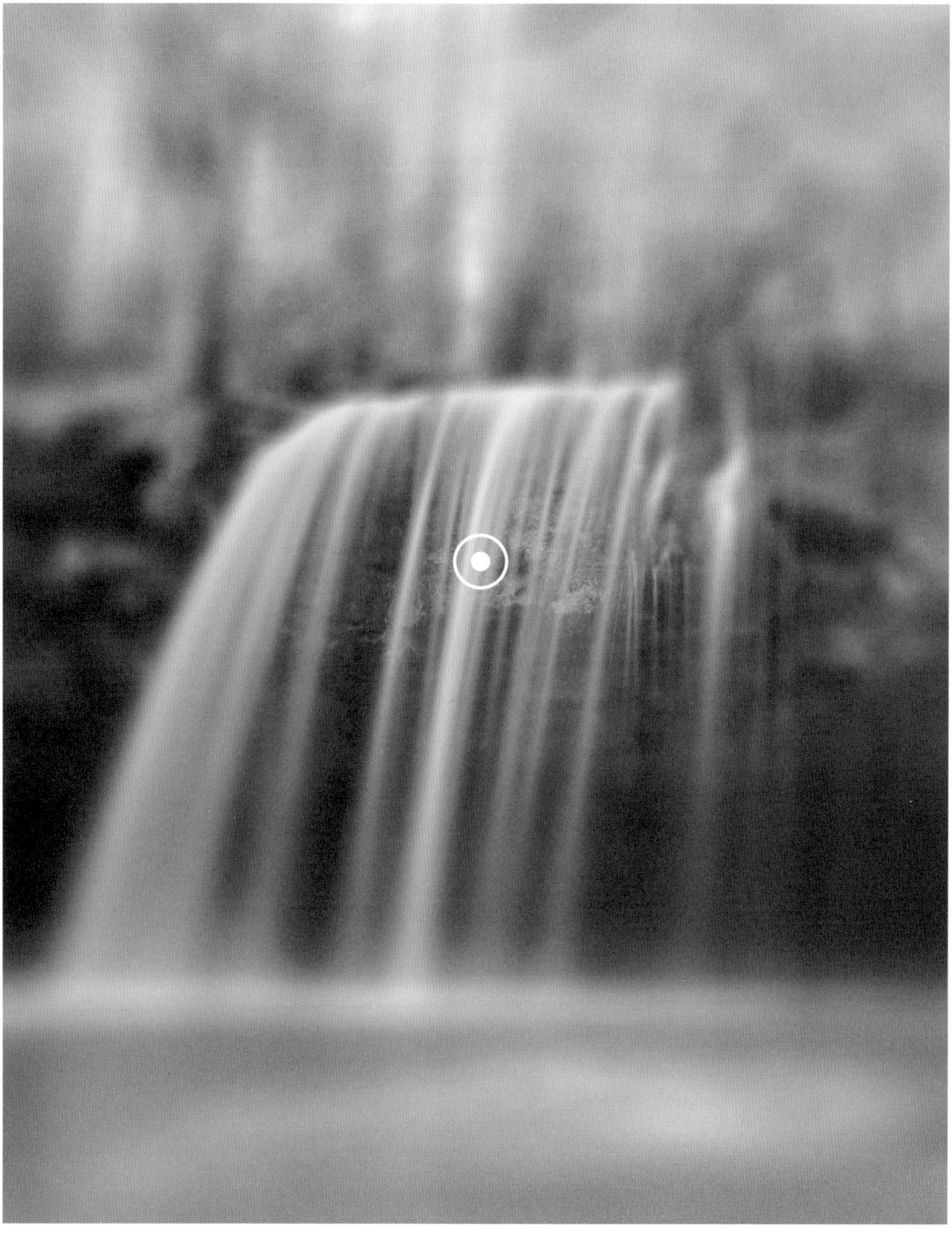

第 4 天

找出两张图的不同

左右两张照片有六处不同。活动眼睛，找出这些不同。

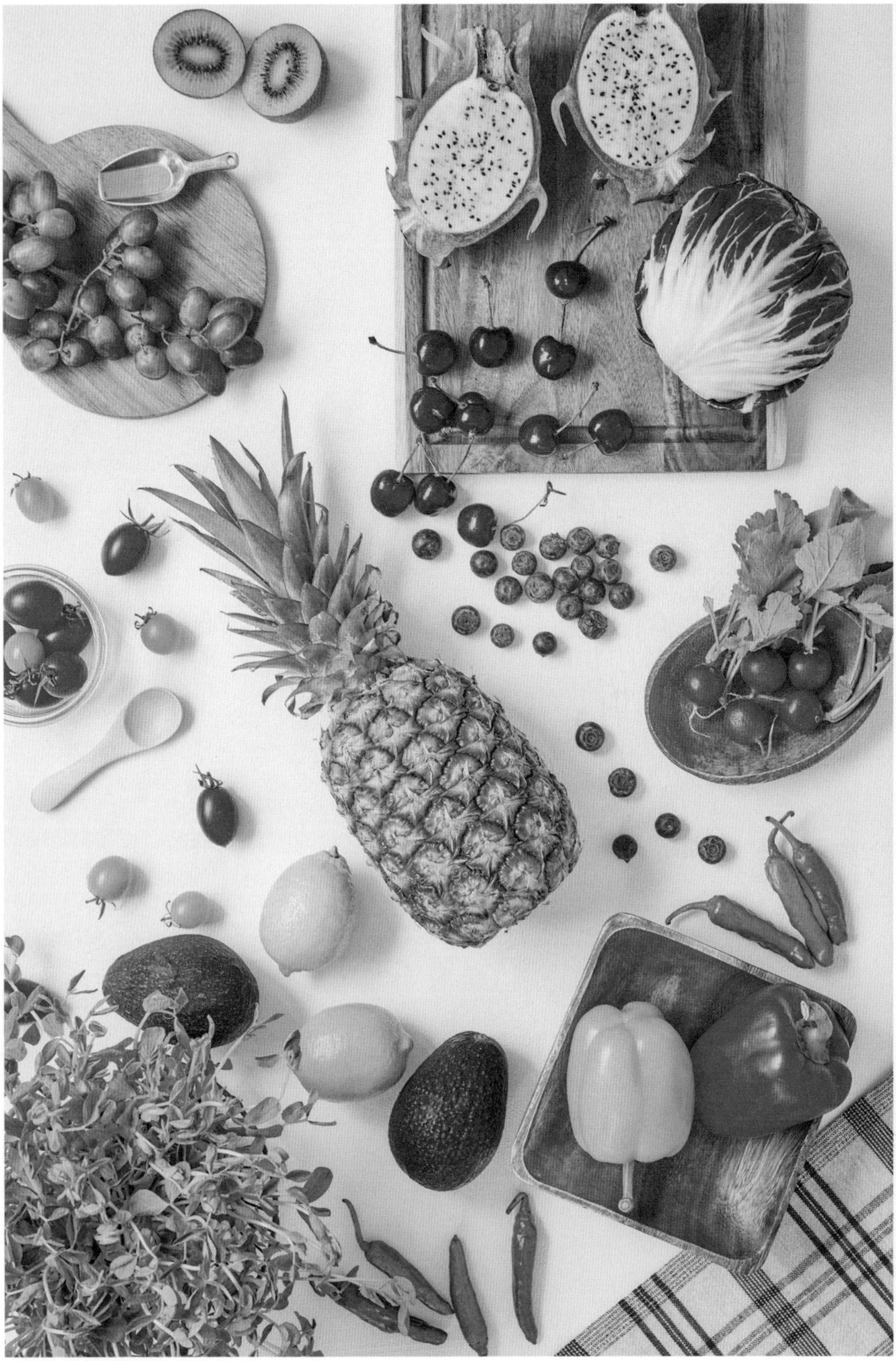

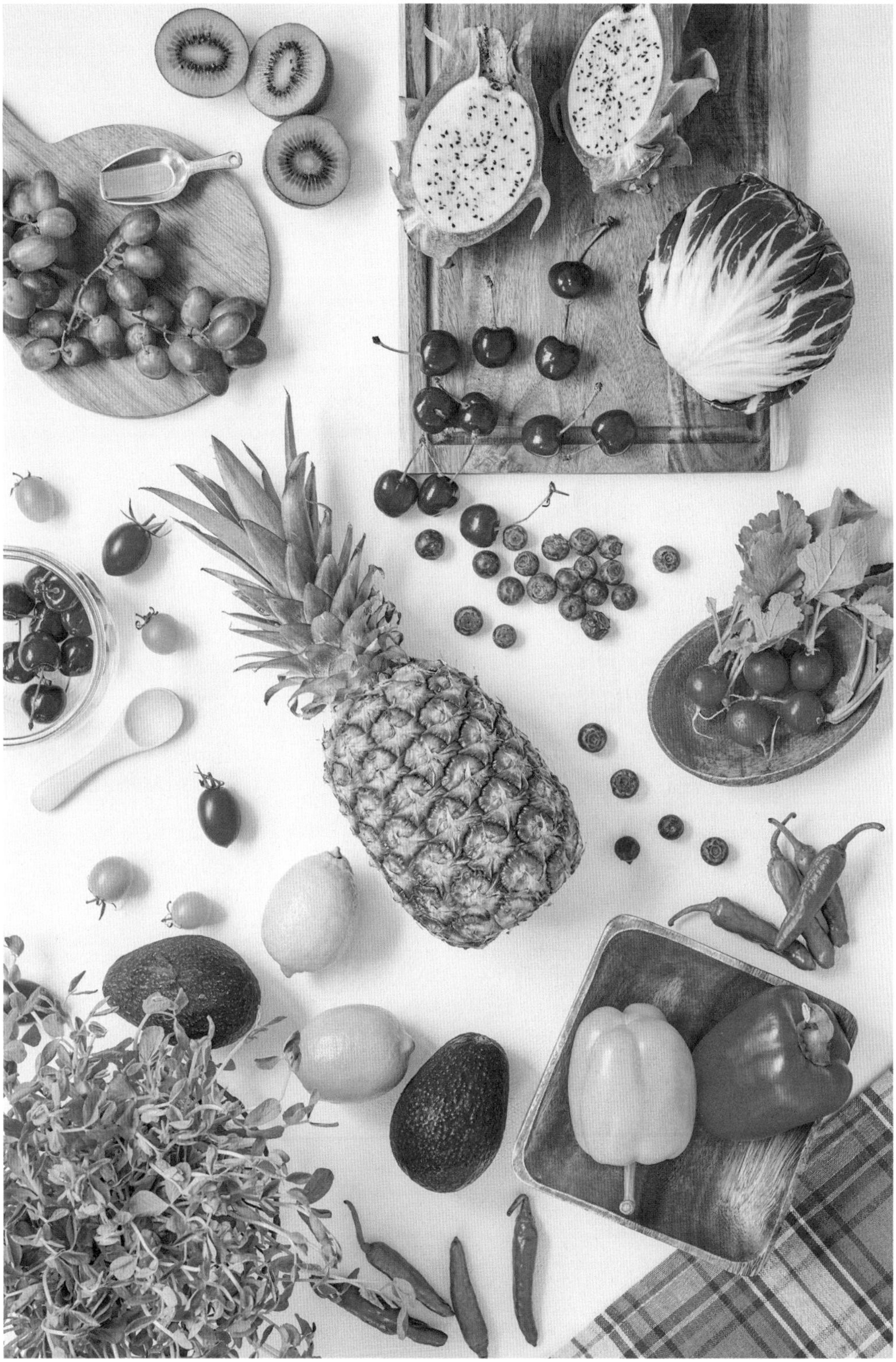

第 5 天

走迷宫（1）

头不动，只用眼睛看，沿着黑色的路线找到终点，舒展眼部肌肉。

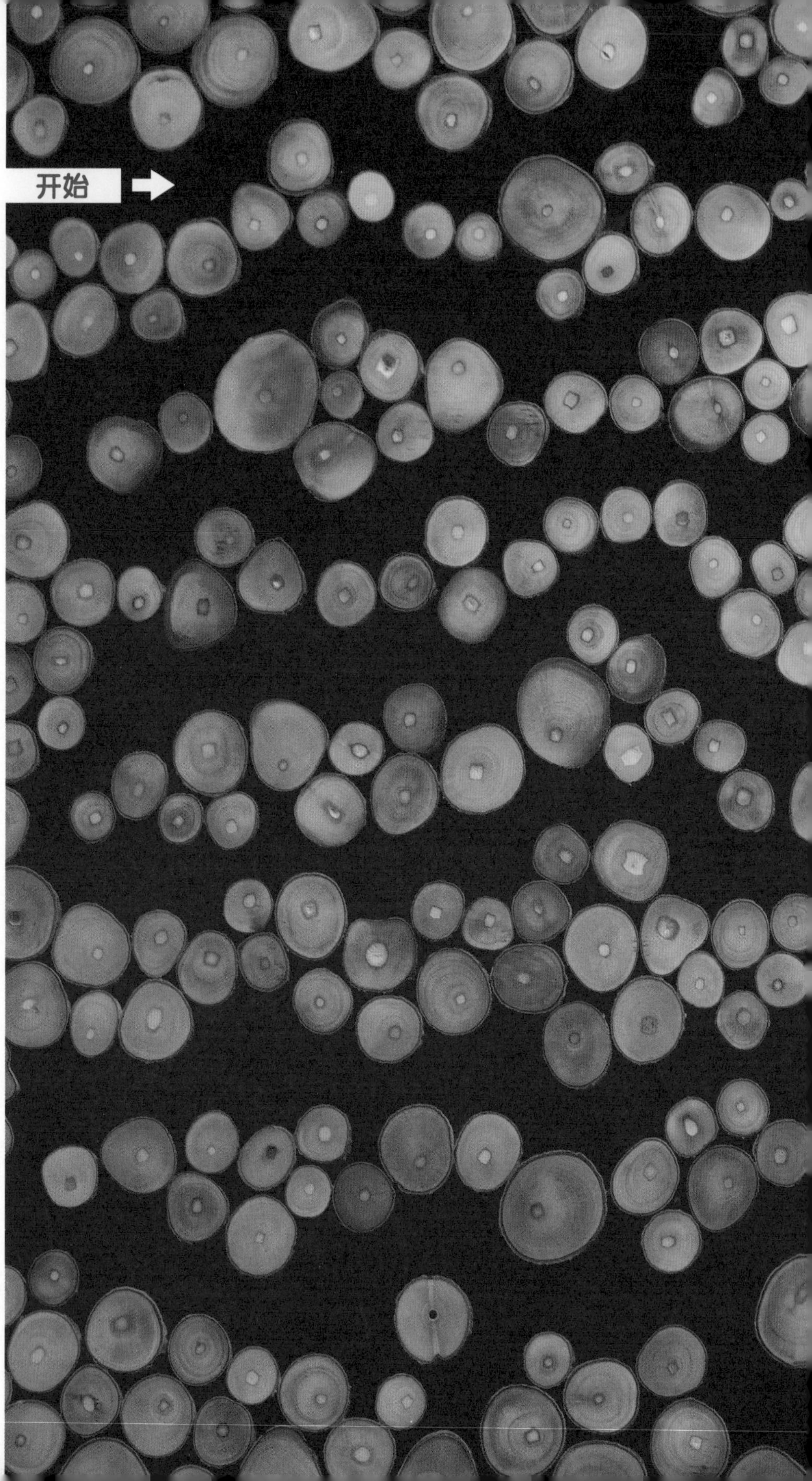

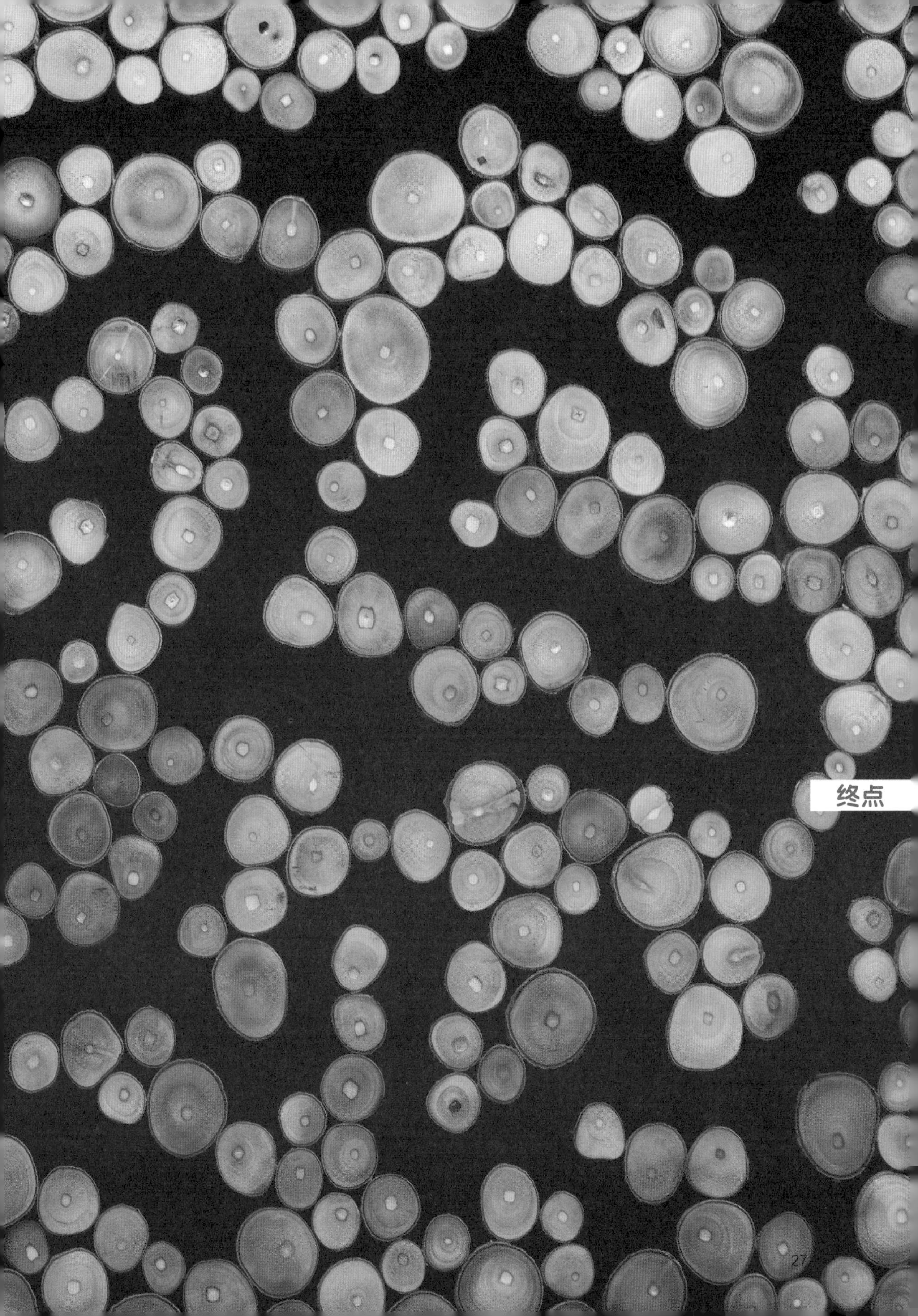
终点

第 6 天

看近处和远处（2）

凝视近处的花 20 秒，远处的山 10 秒。
交替重复 16 次，放松眼部的肌肉。

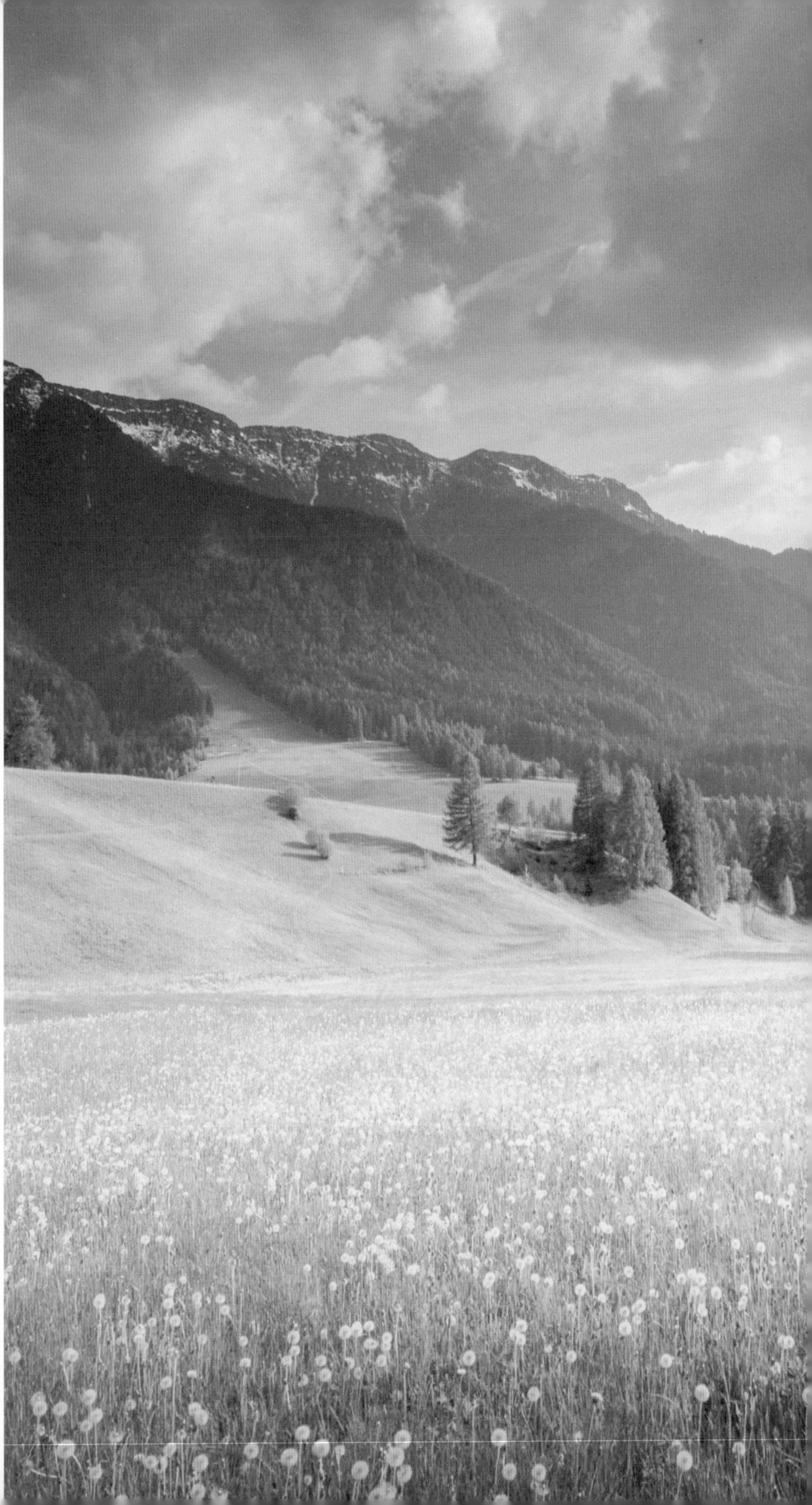

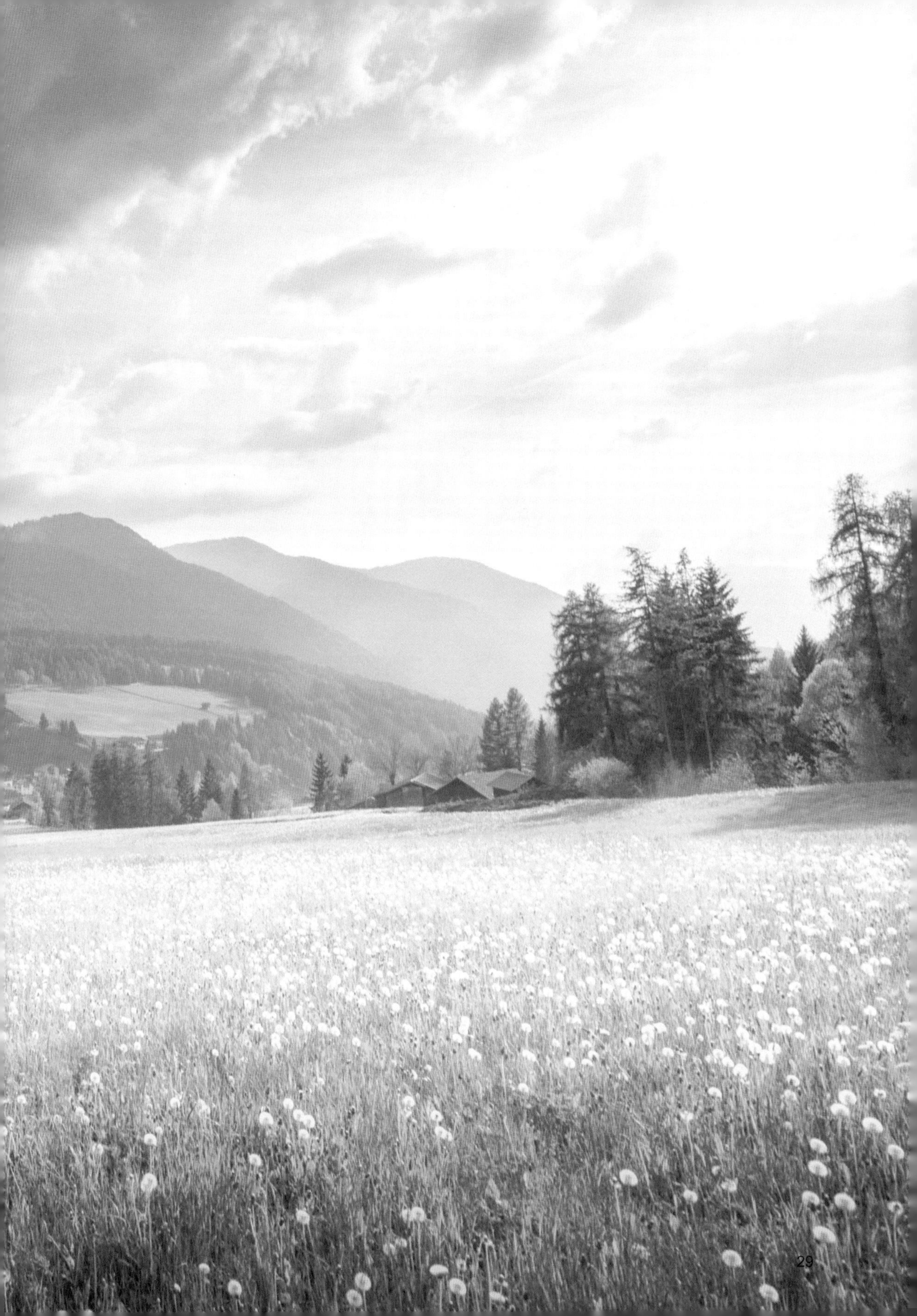

第 7 天

站着的人有几个？

不要借助手指，只用眼睛数。移动视线放松眼部肌肉。

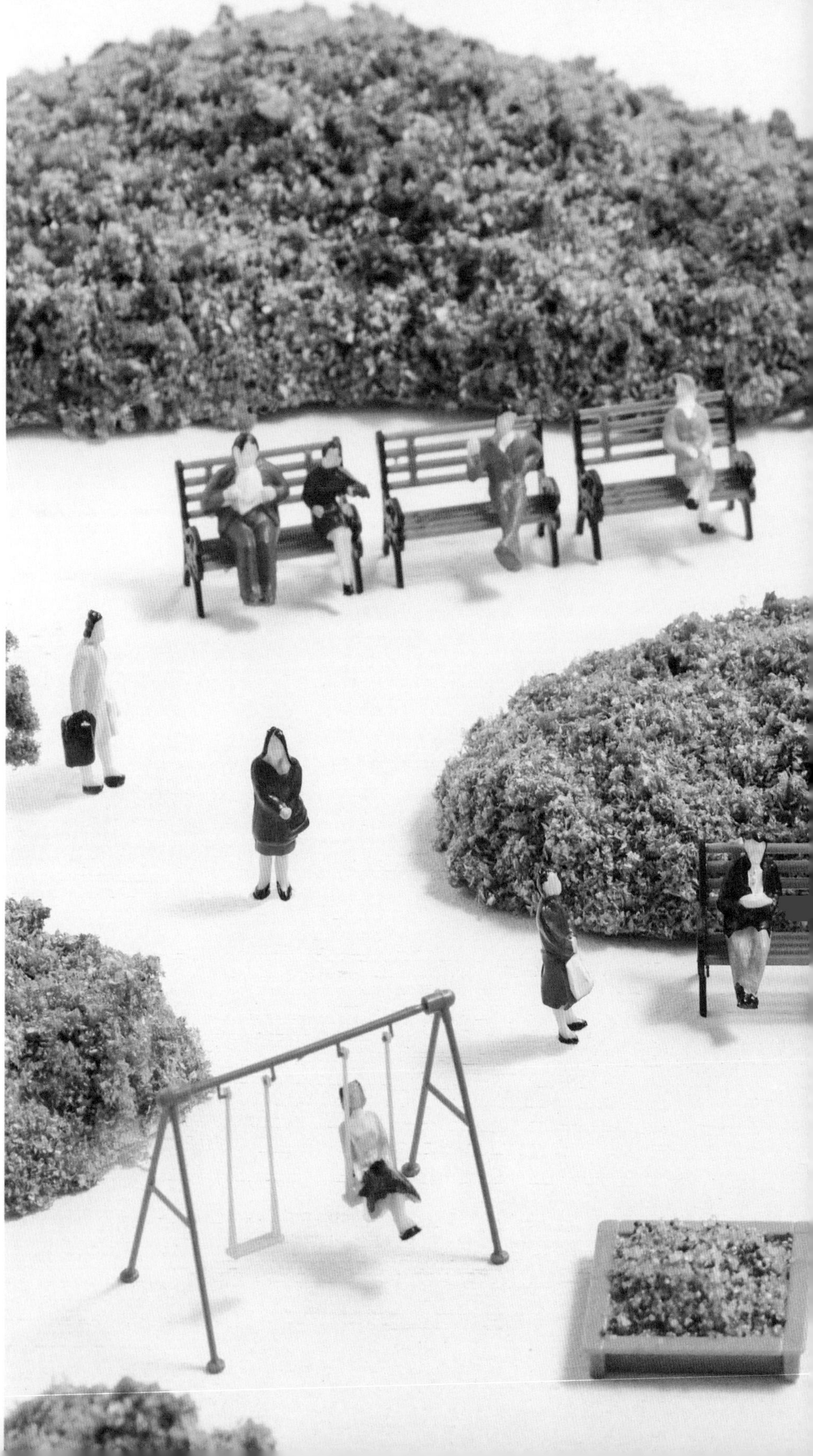

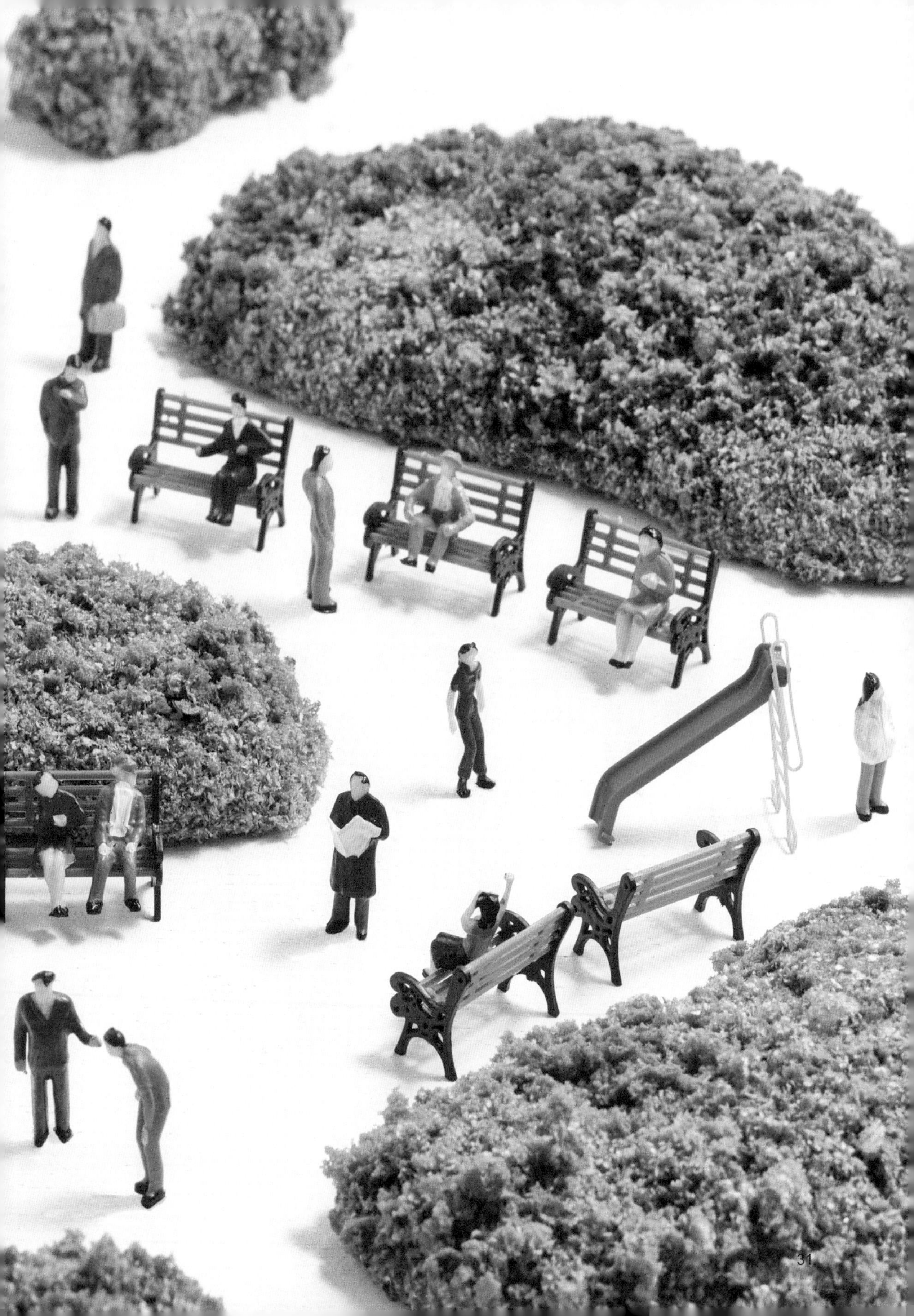

第 8 天

找出隐藏的转轮图

从图案中找出与 15 页转轮图相同的图形，用眼睛描摹轮廓。

第 9 天

描摹枫叶的轮廓

把一只眼睛用手或其他东西挡上，另一只眼睛顺时针、逆时针描摹枫叶的轮廓。两只眼睛各描摹两次。

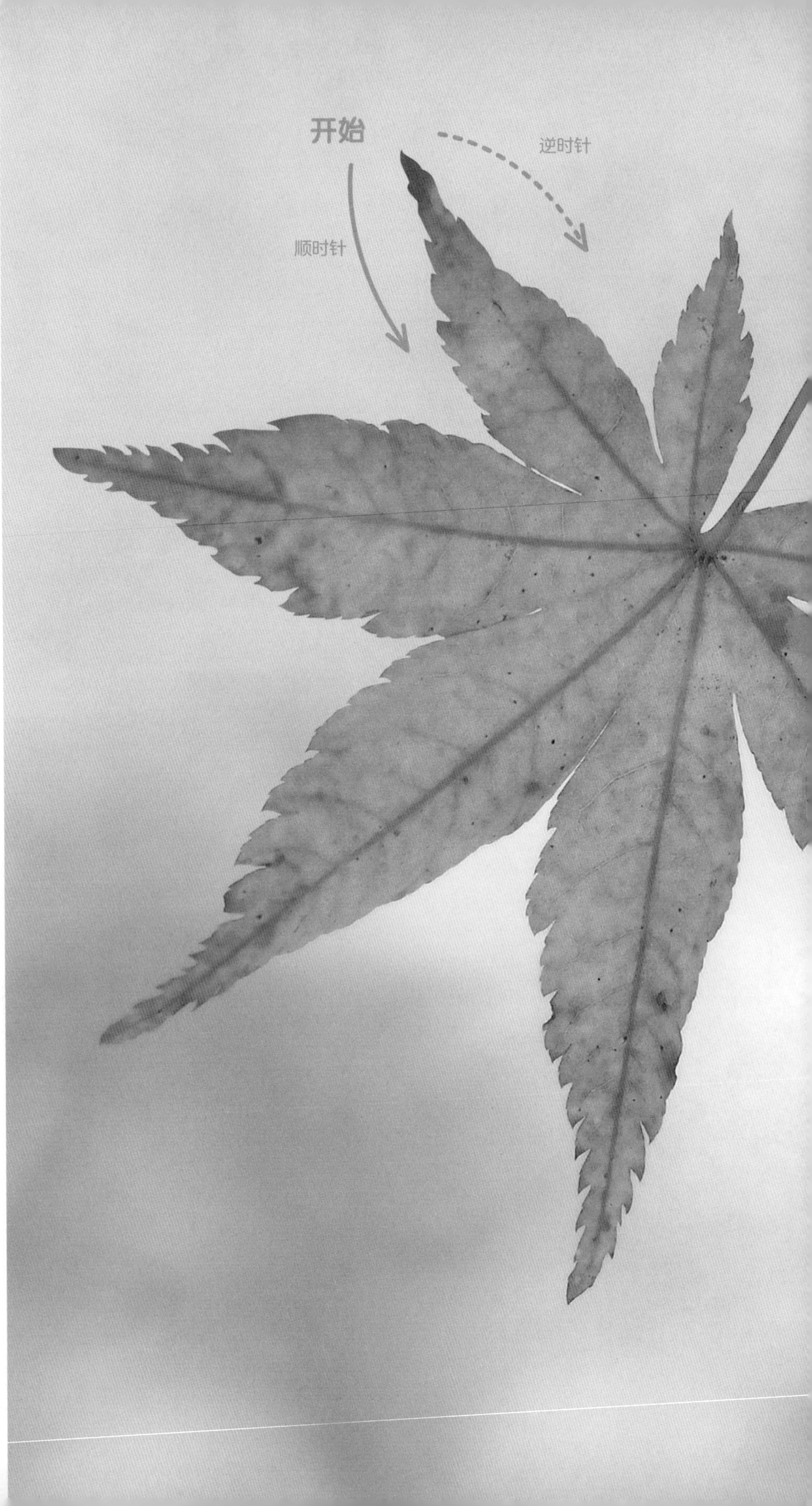

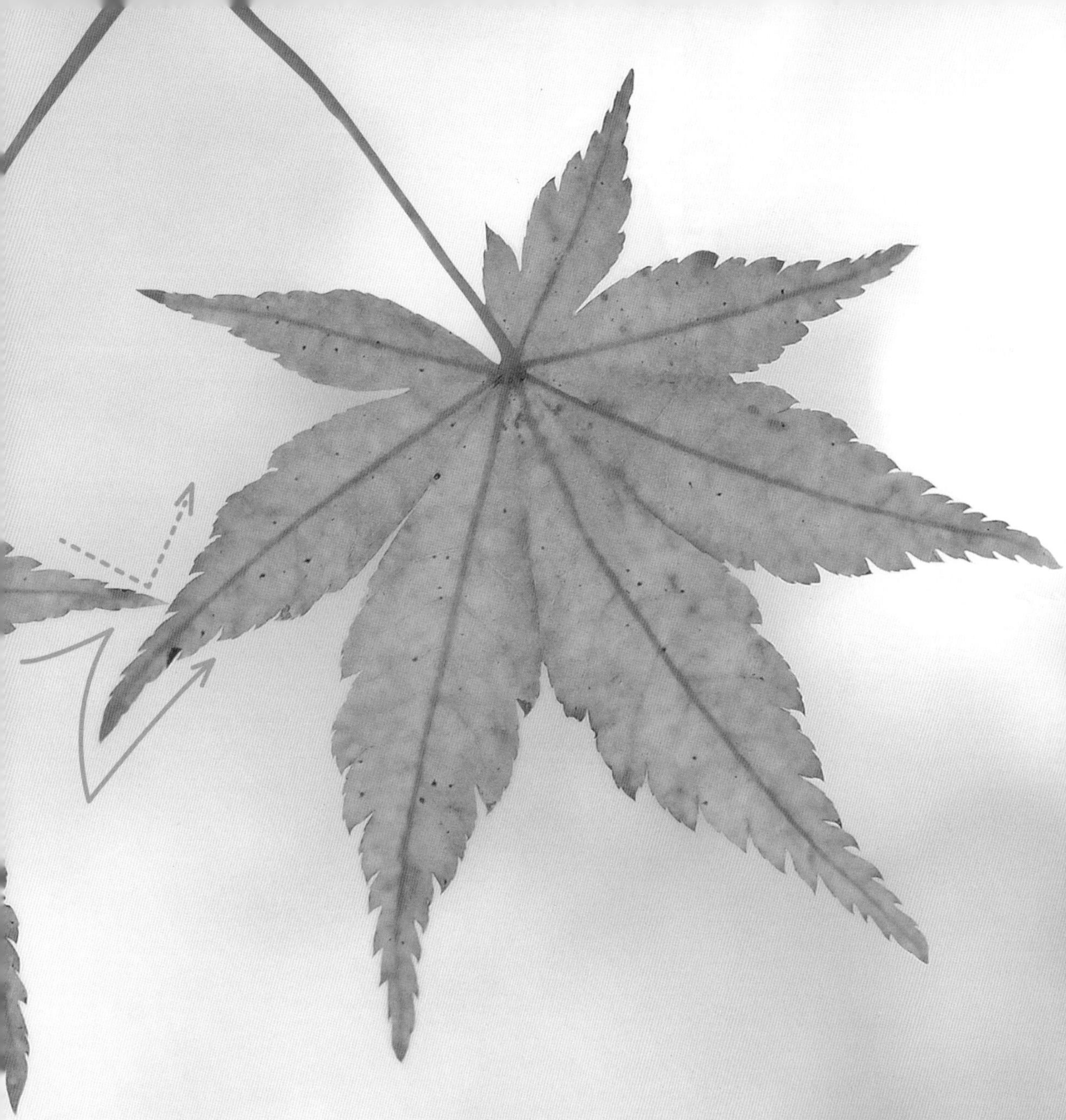

第 10 天

模拟体验小矮人的视野

凝视图片，感受光线。让眼睛和大脑放松，缓解紧张。

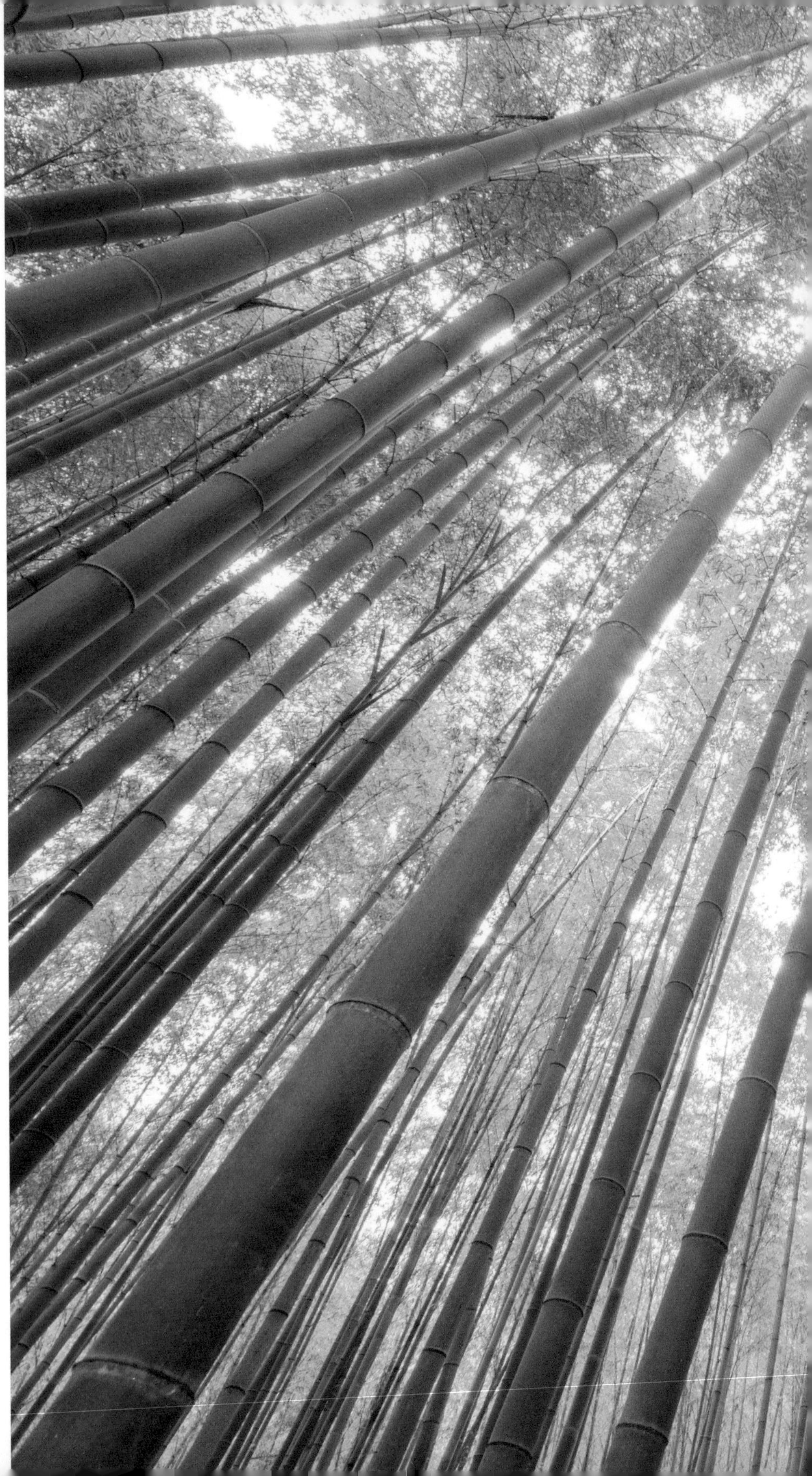

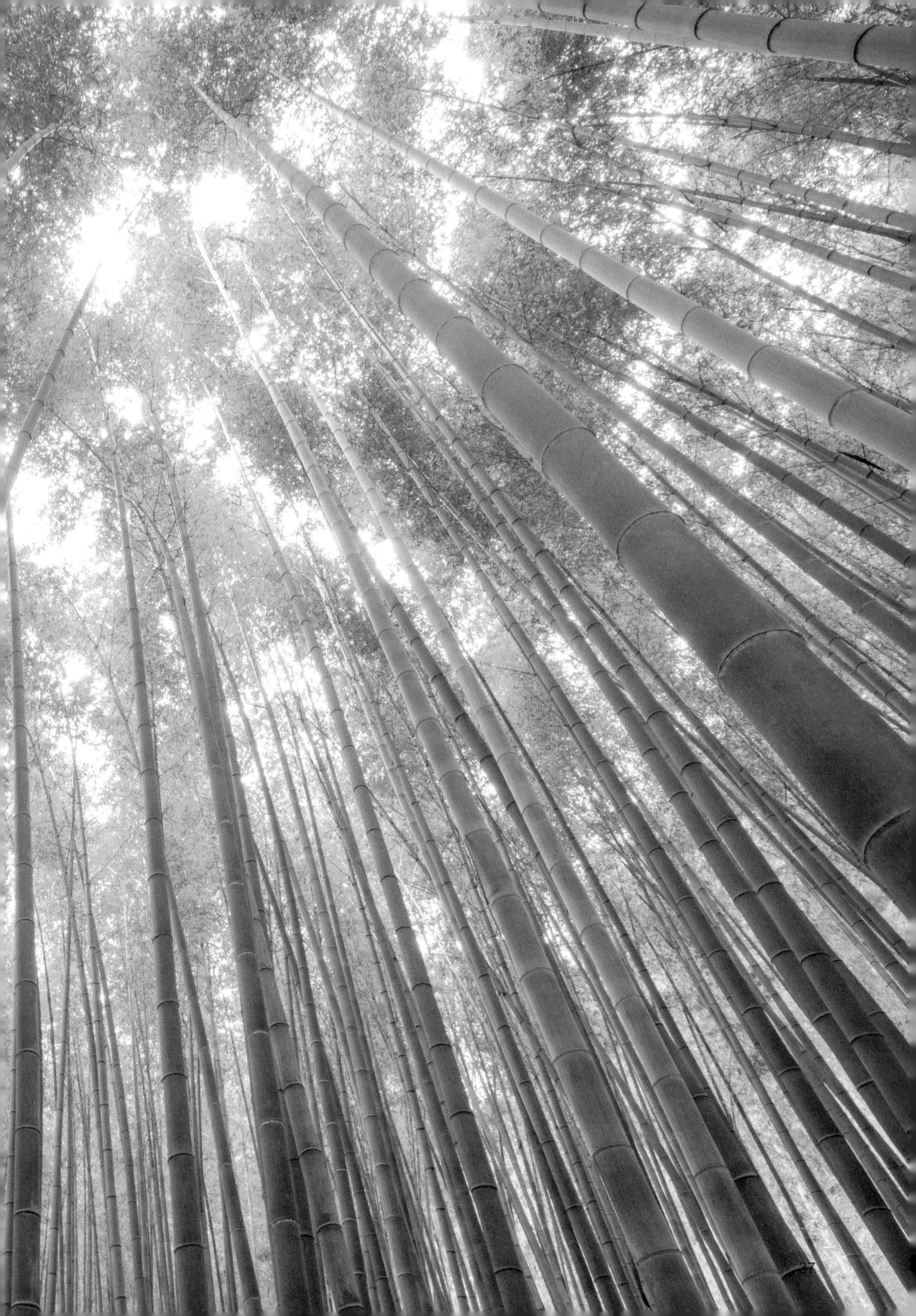

第11天

找出图中的四叶草

图中藏着四棵四叶草，仔细观察找出来。

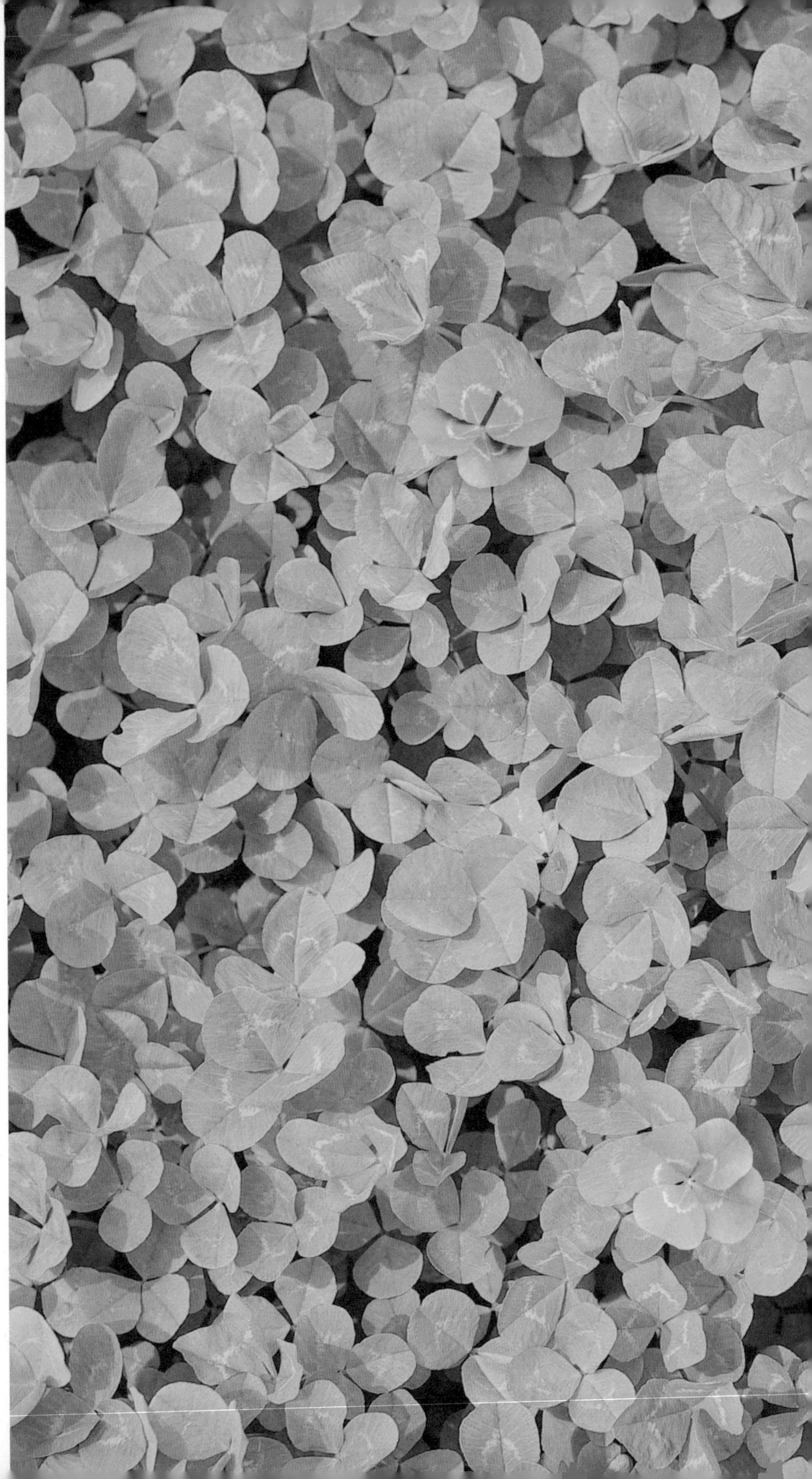

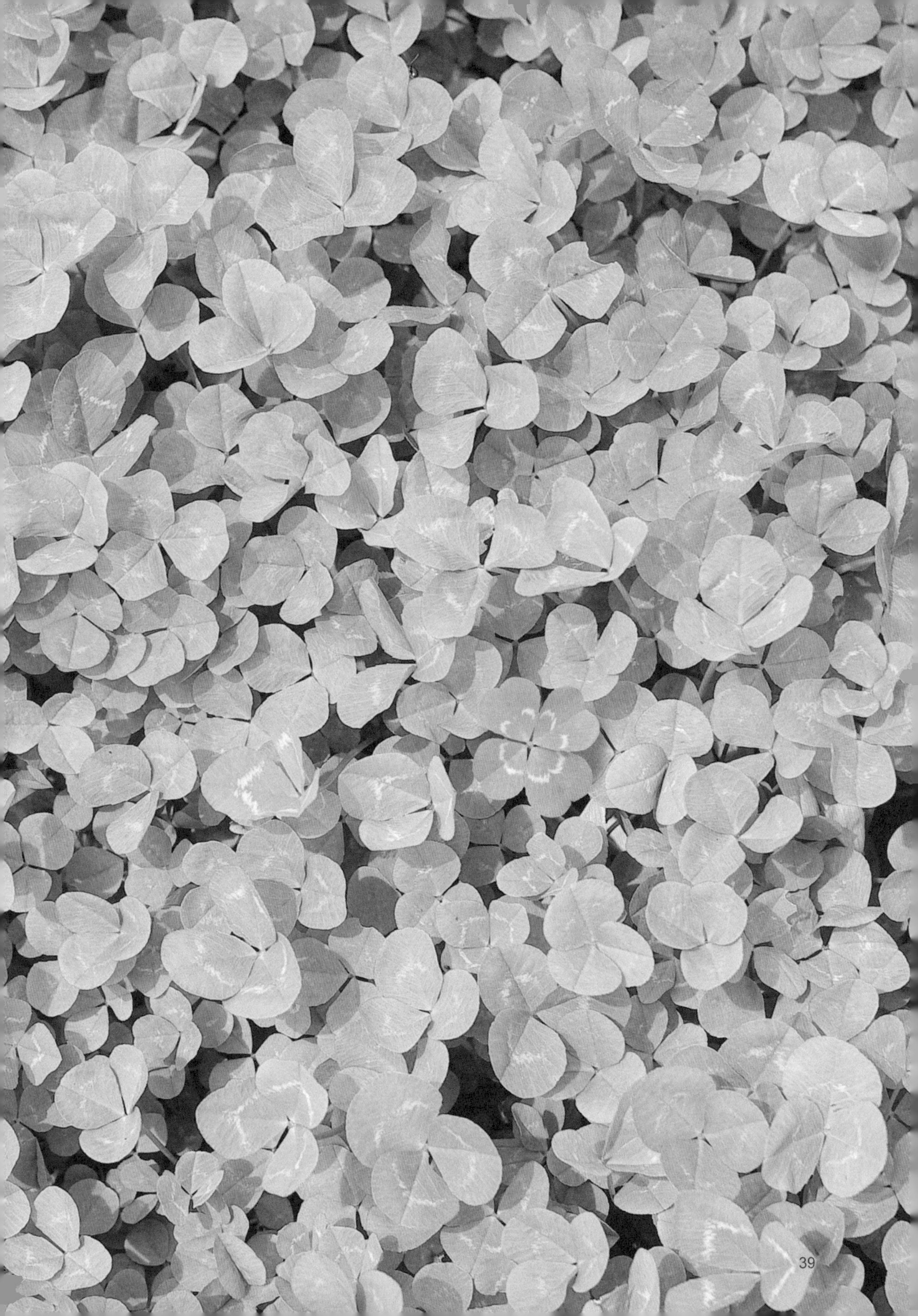

第 12 天

清楚的地方和模糊的地方

交替凝视近处清楚的花和远处模糊的花各 10 秒。重复 24 次。想象远处模糊的花的样子，锻炼视力。

第 13 天

看近处和远处（3）

交替凝视眼前的列车和远处的列车各20秒。重复16次，放松眼部肌肉。

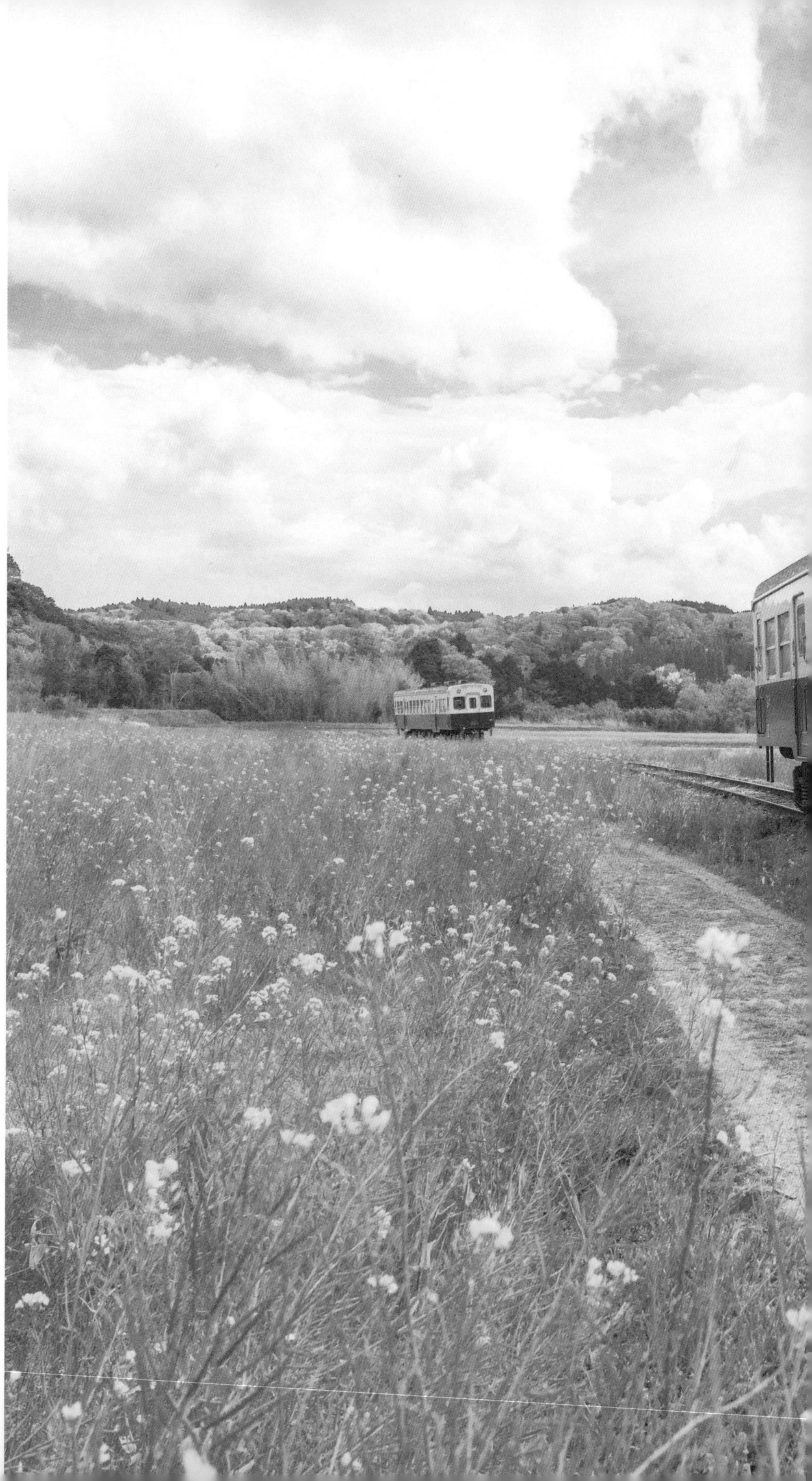

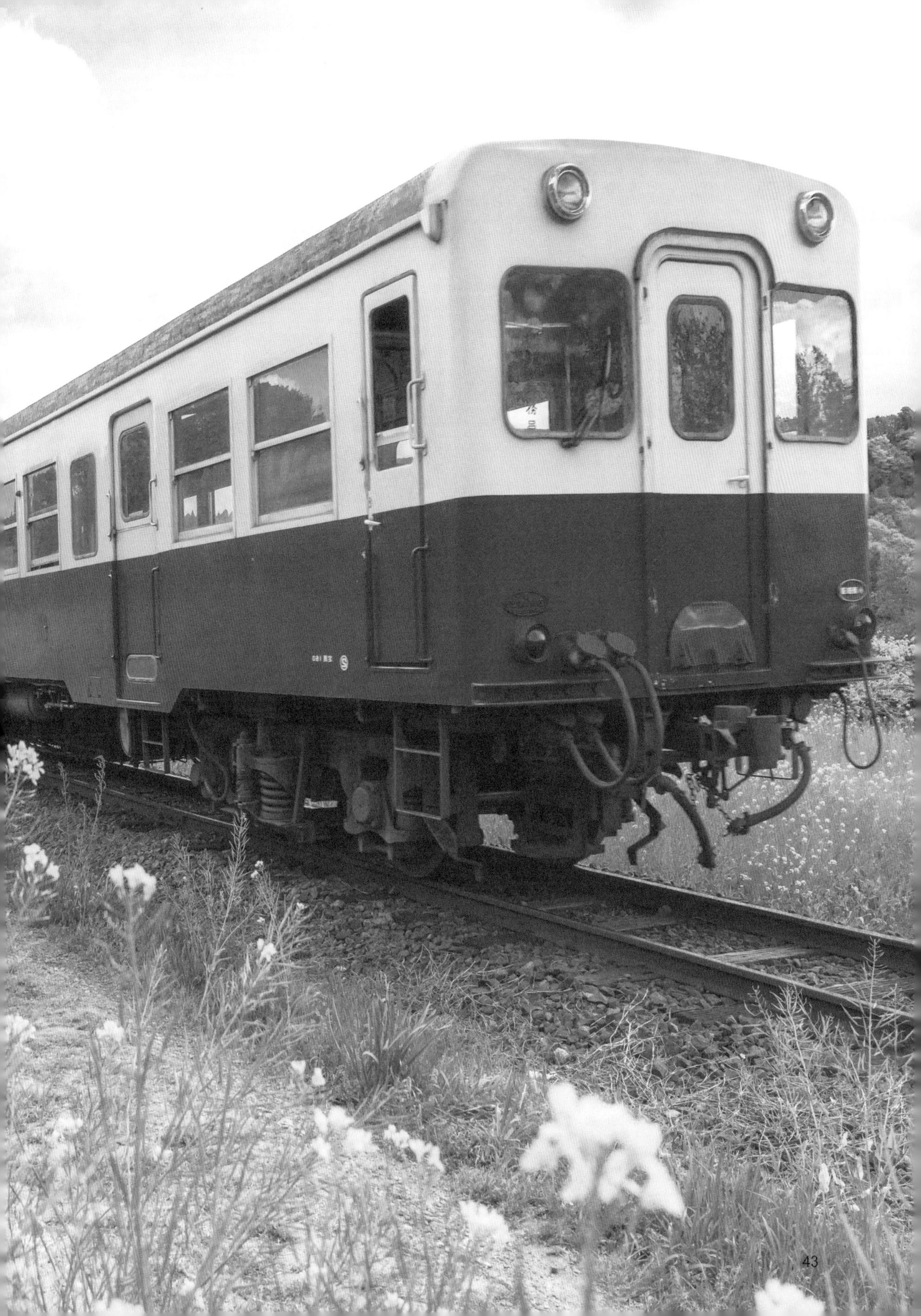

第 14 天

倒映在水面上的景色

凝视倒映在寂静水面上的景色 10 秒，然后闭上眼睛，缓解眼睛的疲劳。

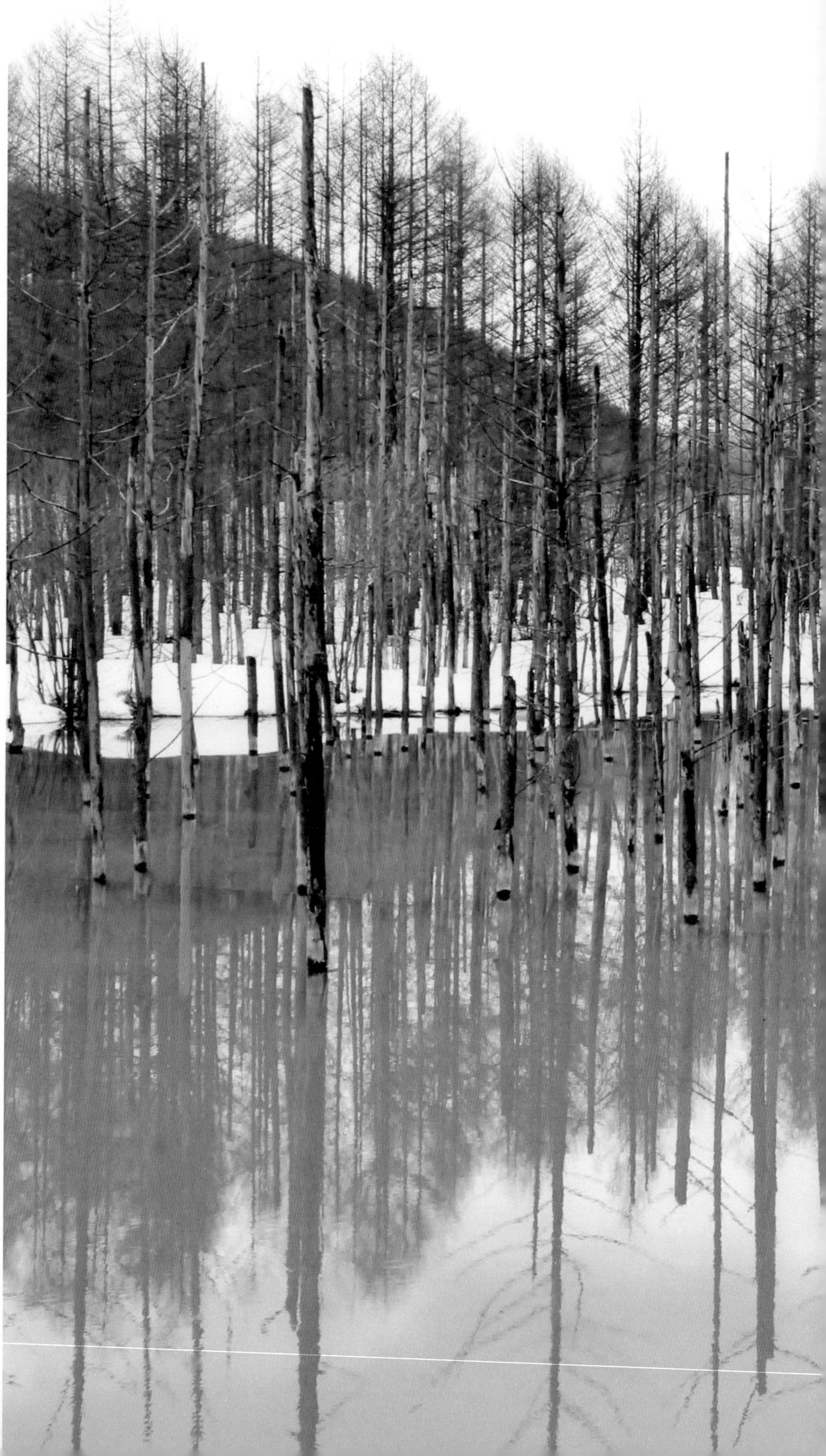

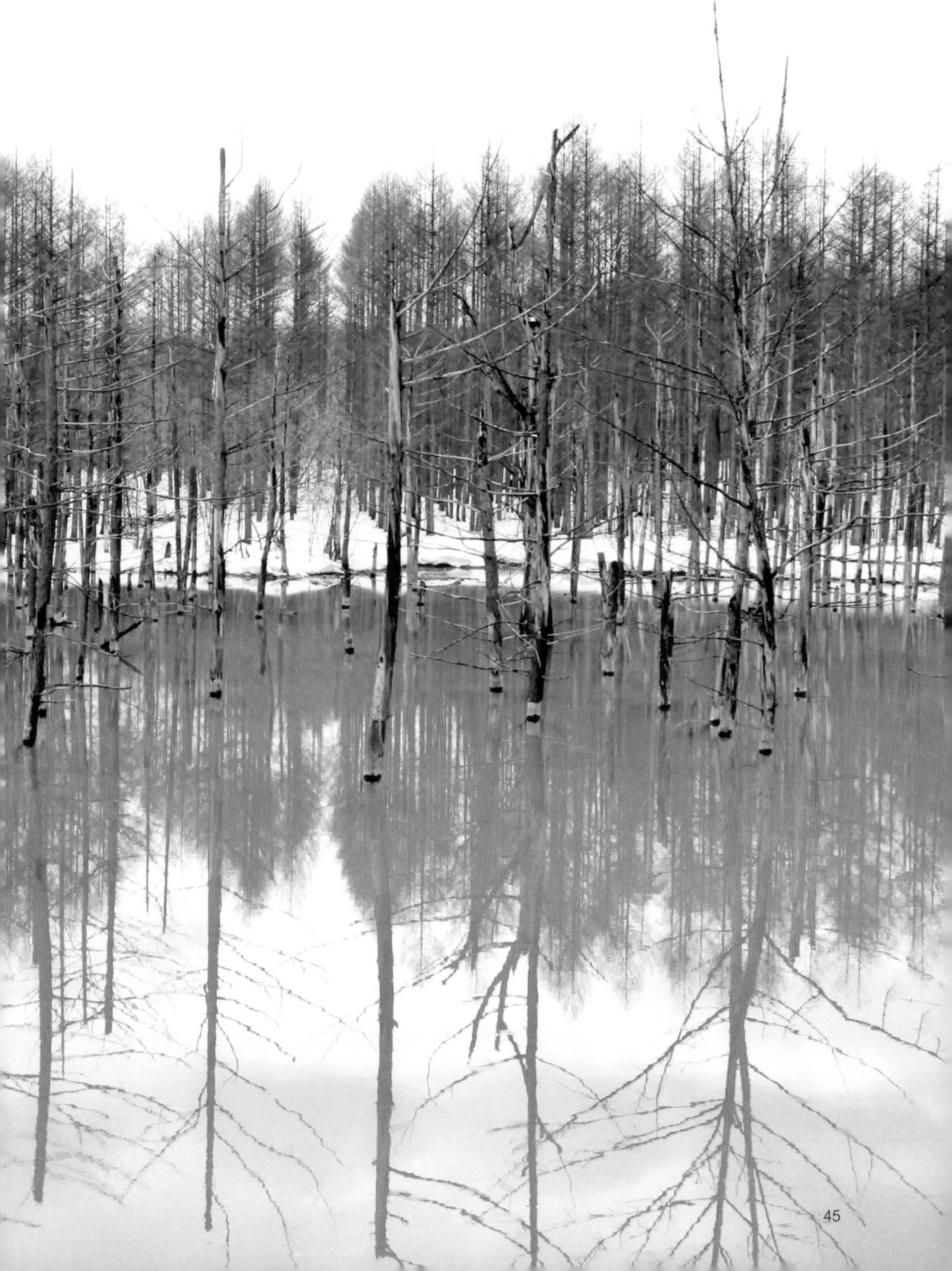

第 15 天

有几只蓝鸟？

不要借助手指，只用眼睛看有几只蓝鸟。一边数一边移动视线，锻炼眼部的肌肉，活跃大脑。

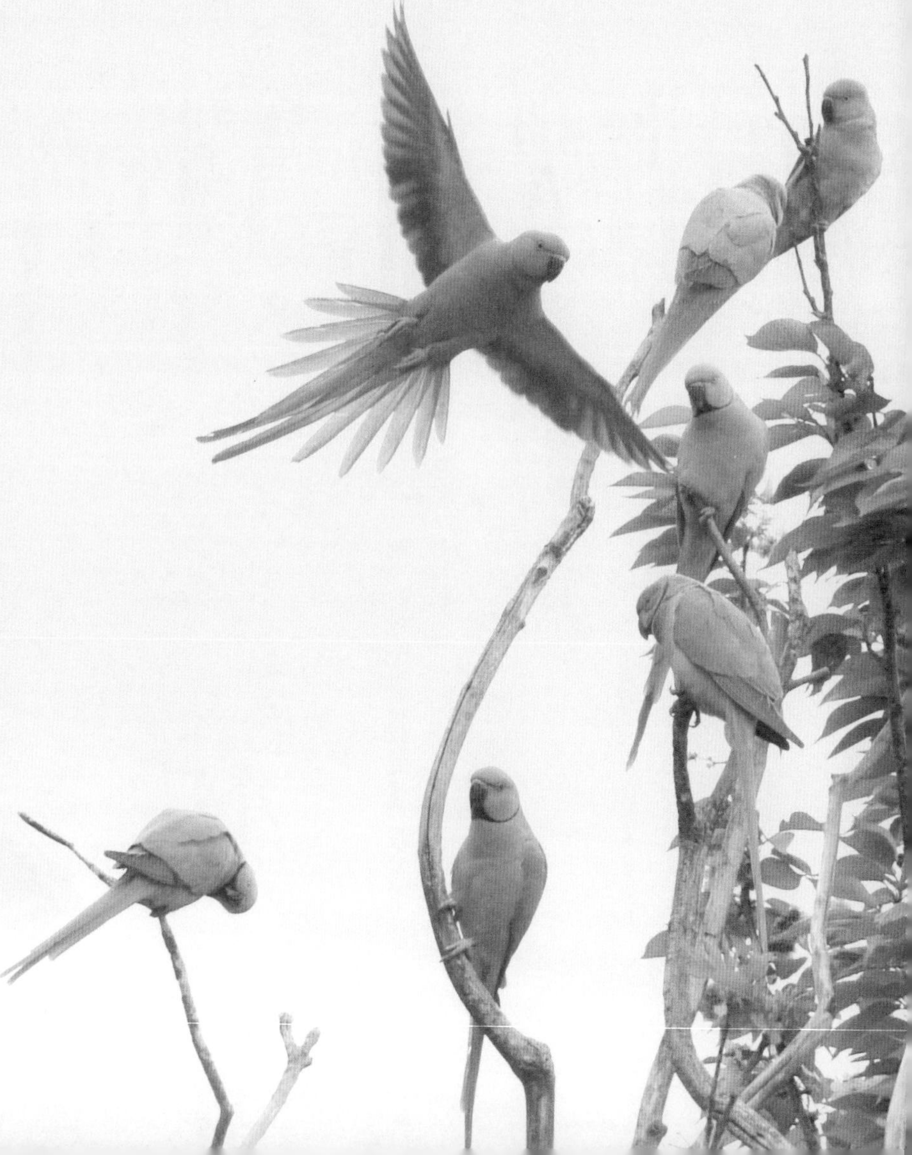

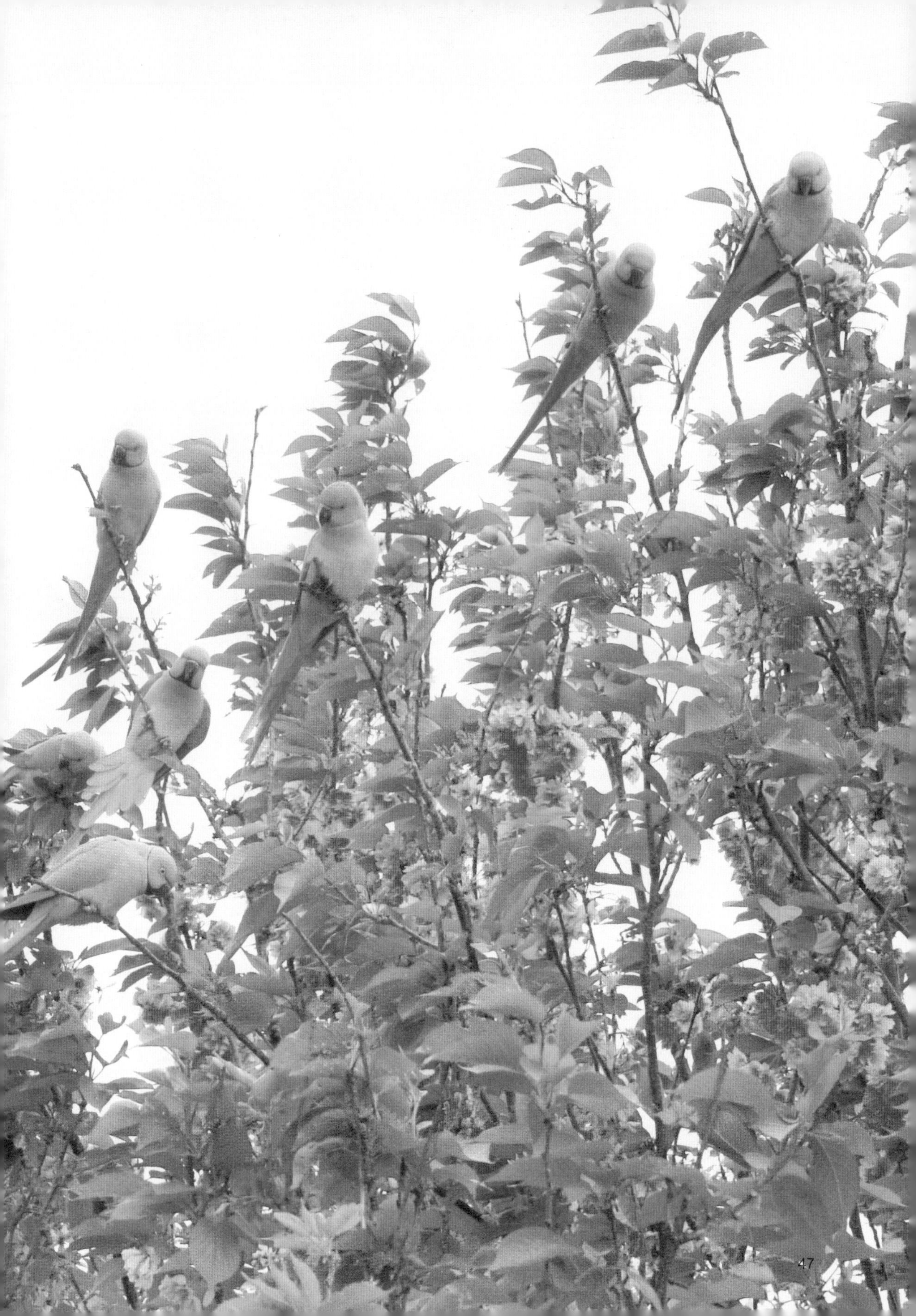

第 16 天

找硬币

不要借助手指，只用眼睛找出有指定图案的金币和银币。

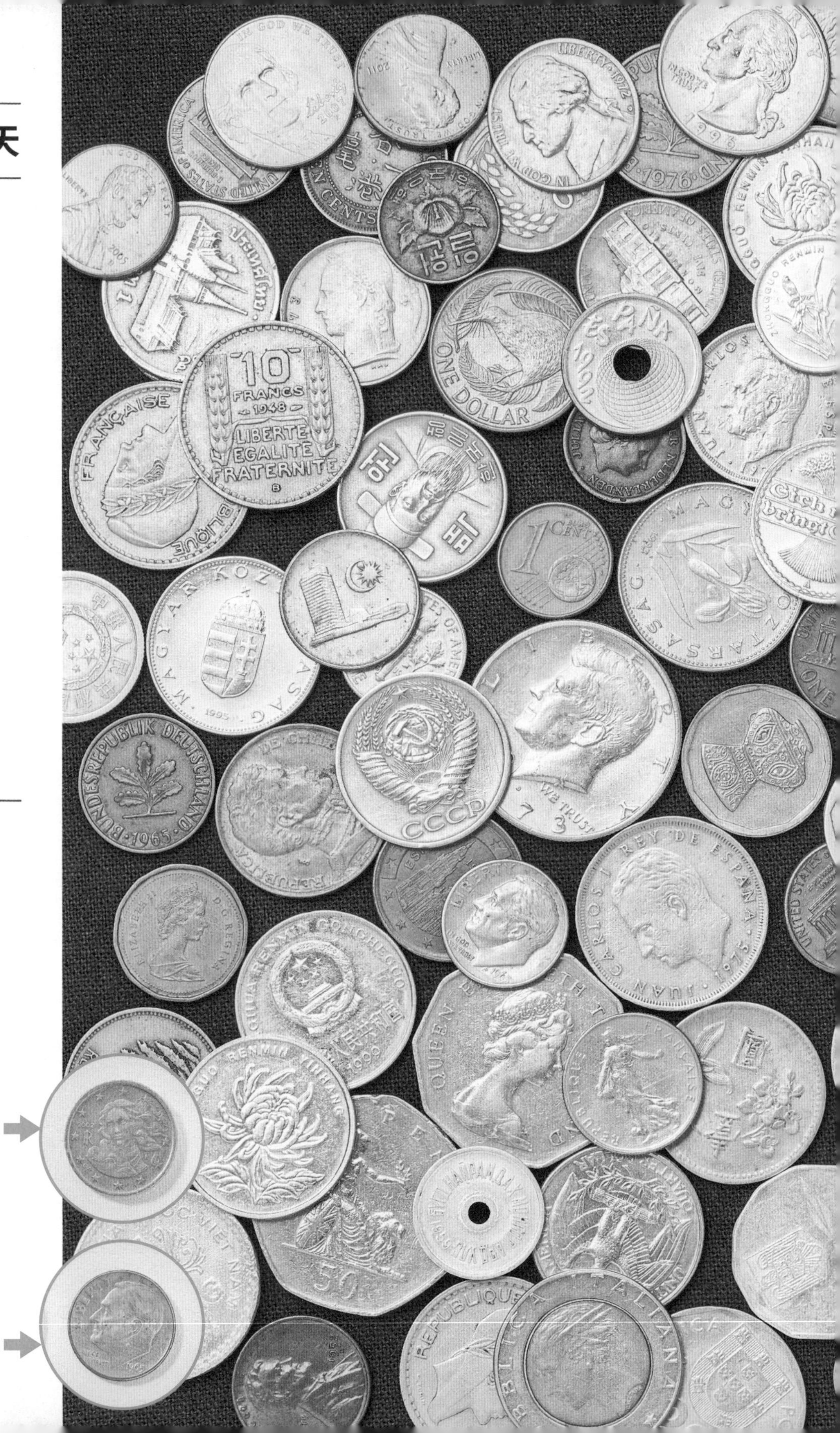

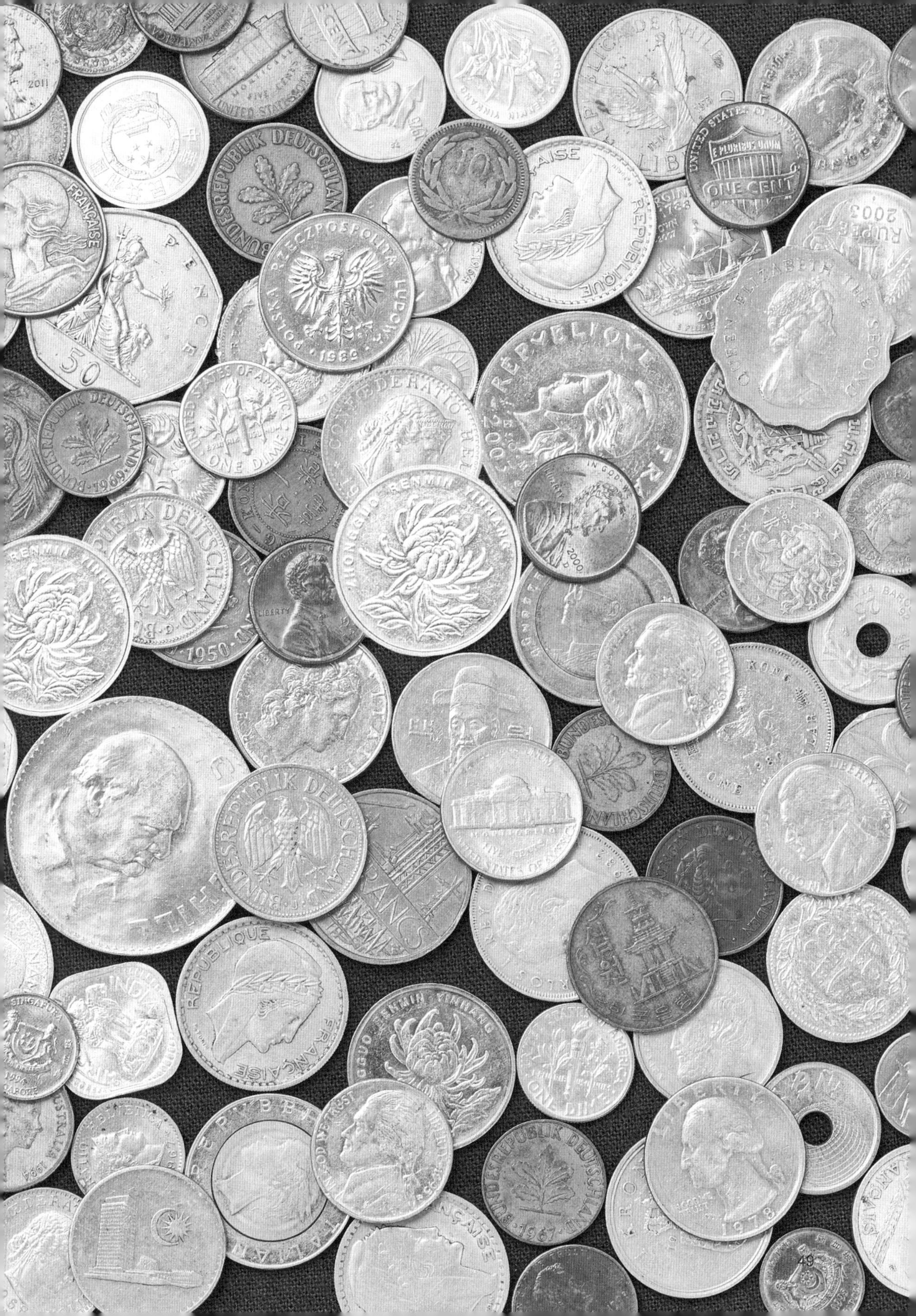

第 17 天

走迷宫（2）

只用眼睛走迷宫。移动视线，可以锻炼眼部肌肉。

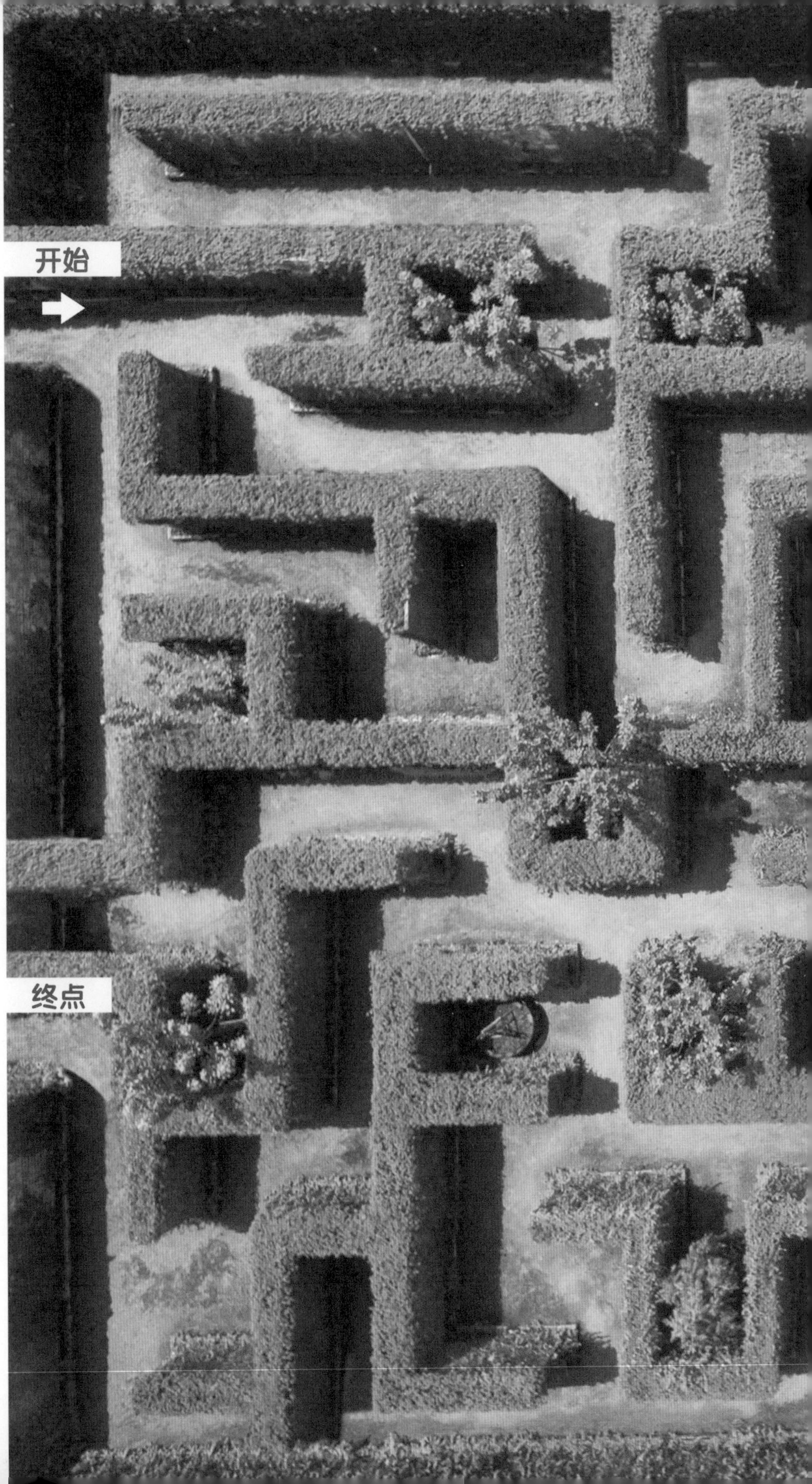

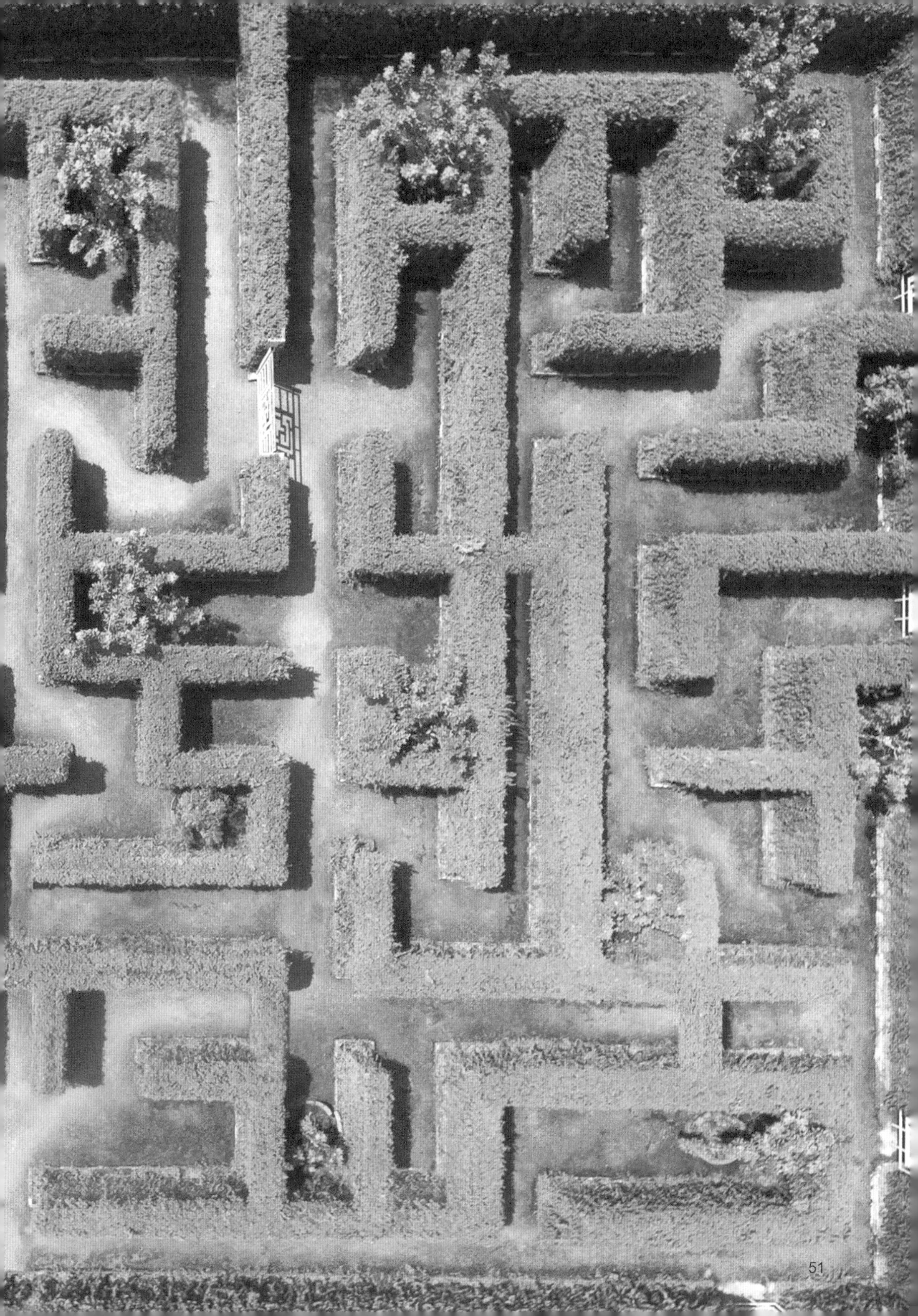

第 18 天

按顺序找出数字 1—15（2）

移动视线，找出数字。通过辨别数字活跃大脑。

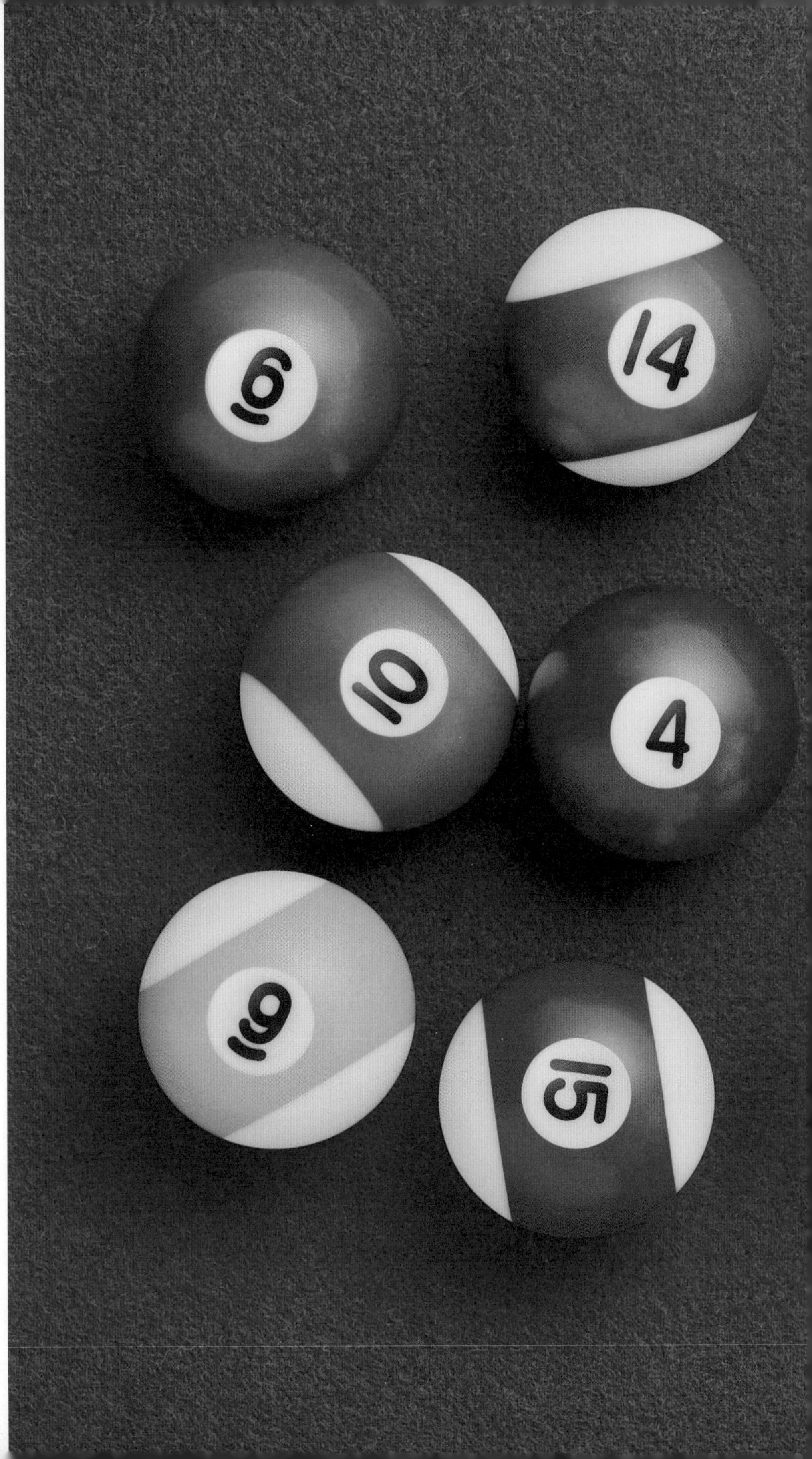

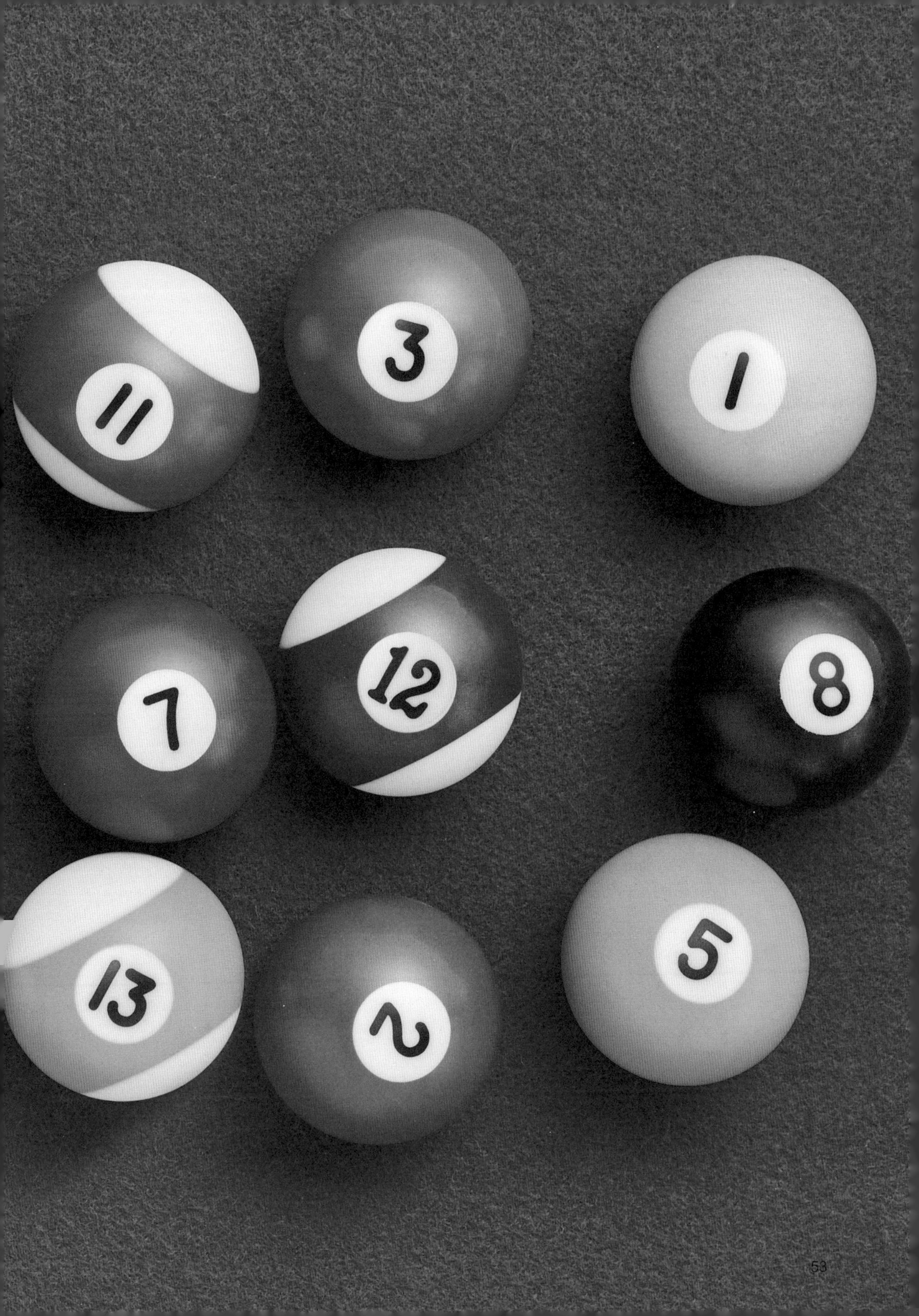

第 19 天

从下面看到的景色

想象自己变成小动物，感受着洒下的阳光，放松地凝视天空。

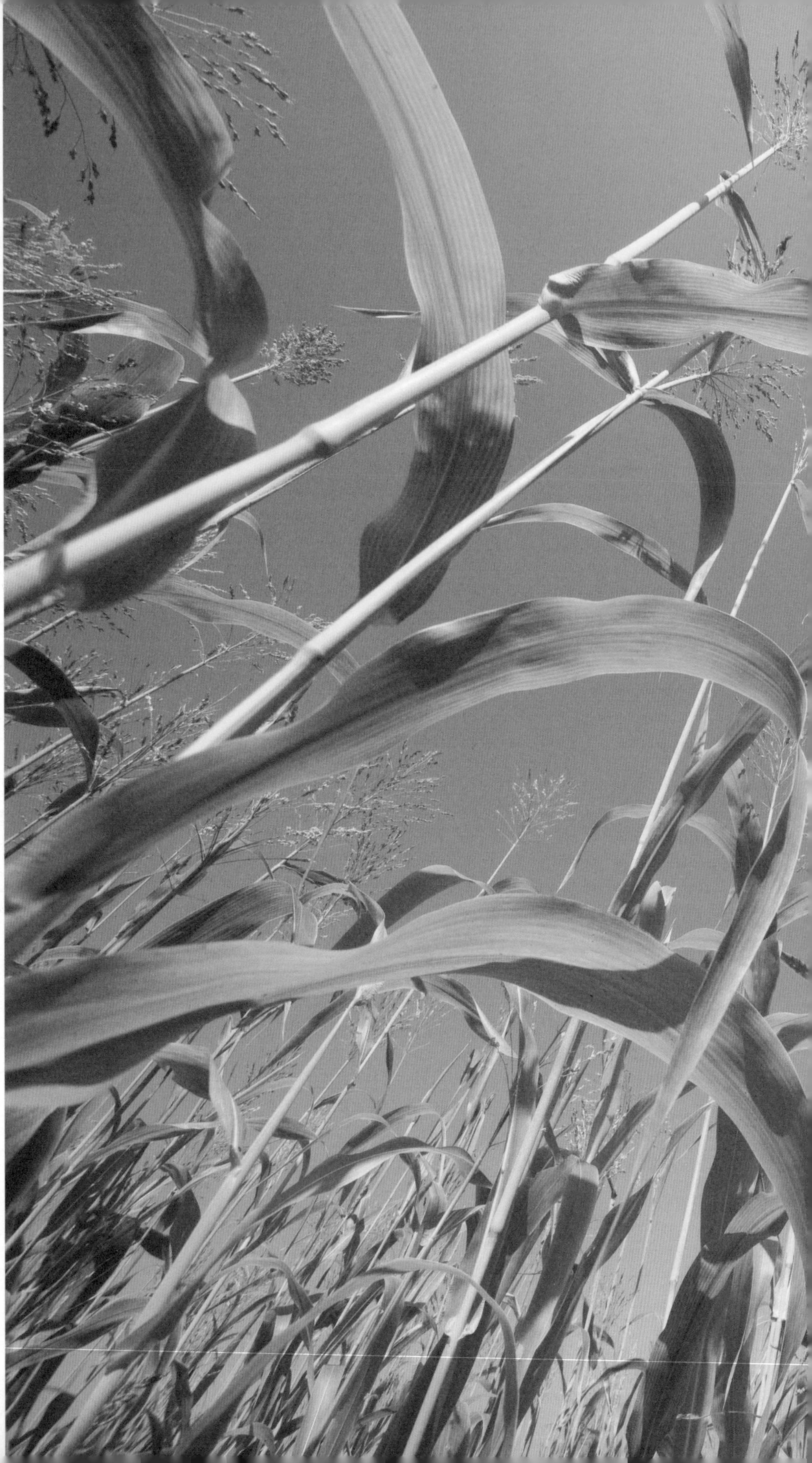

第 20 天

看近处和远处（4）

凝视近处的植物 20 秒，远处的山 10 秒。交替重复 16 次，放松眼部的肌肉。

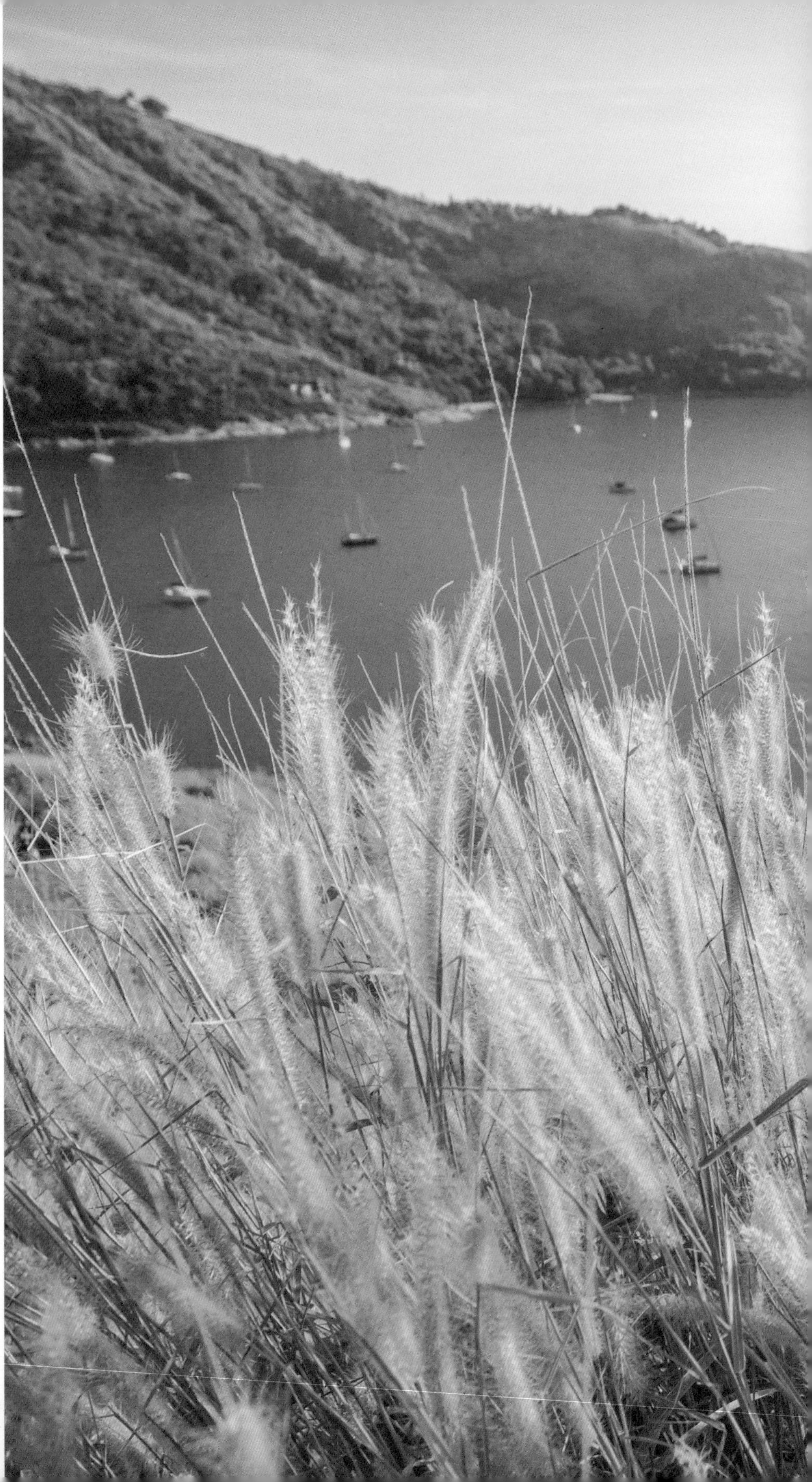

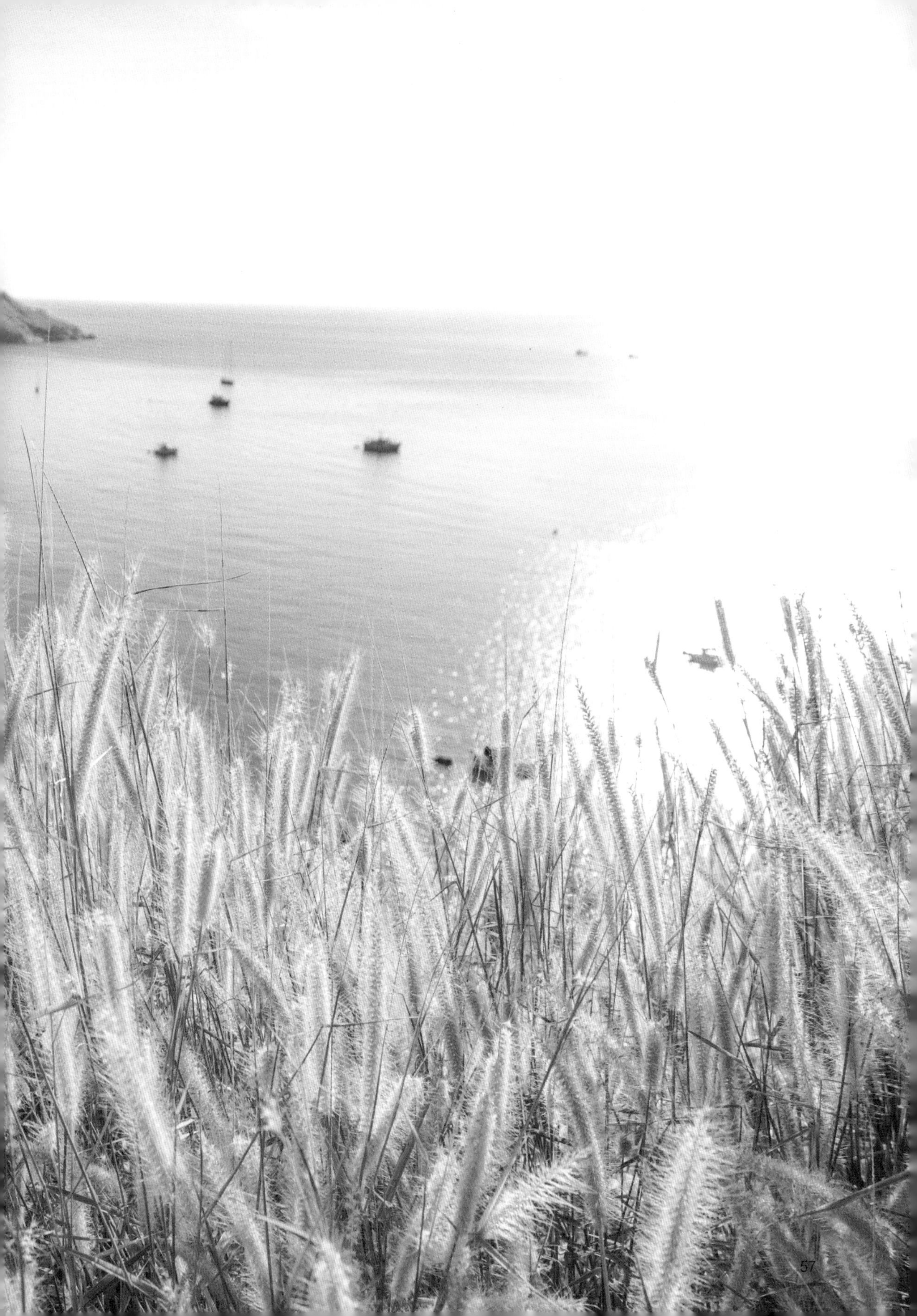

第 21 天

按顺序找出字母 A 到 Z

上下左右移动视线。每次找到都要聚焦，所以可以锻炼眼部肌肉。

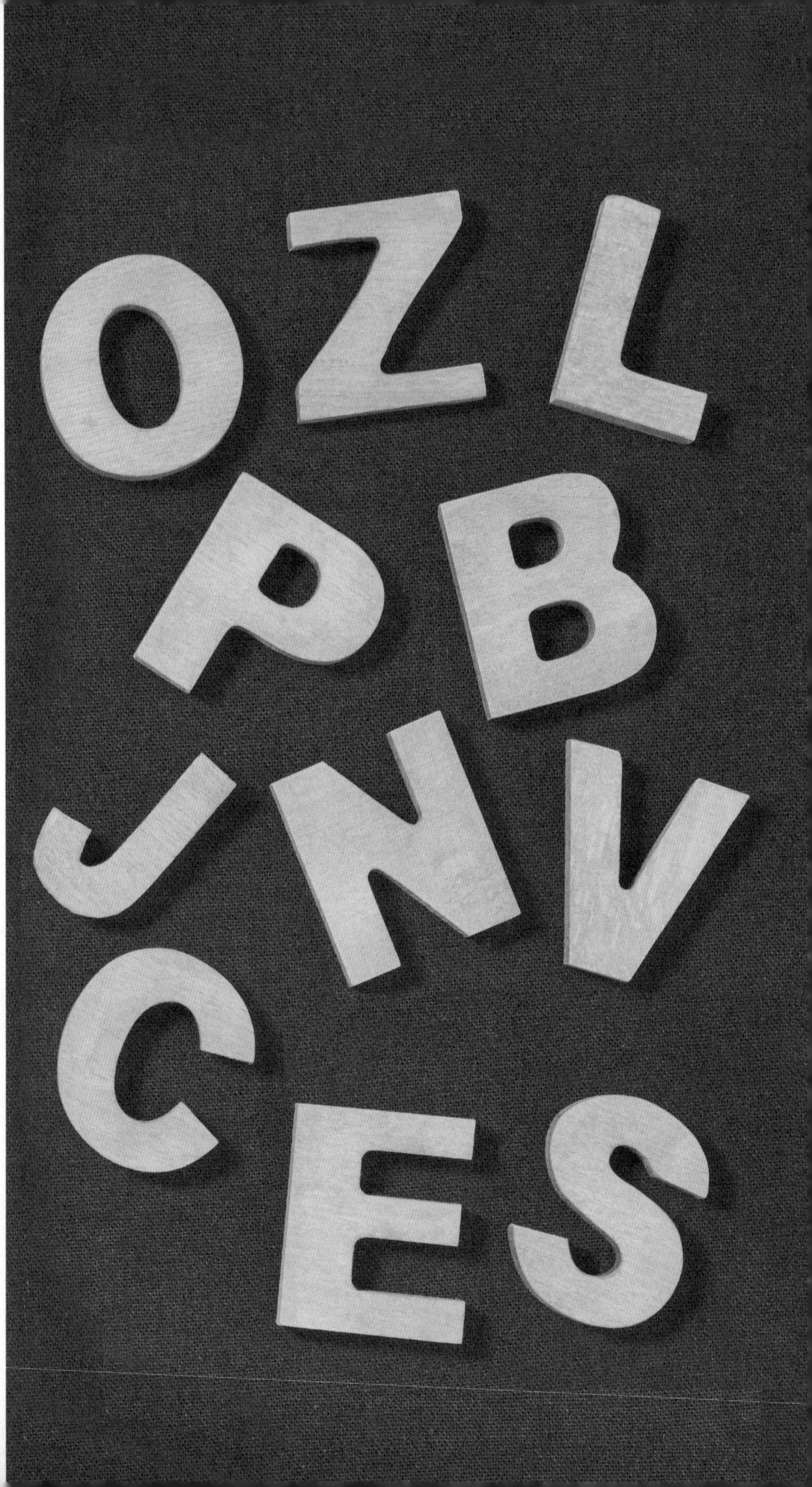

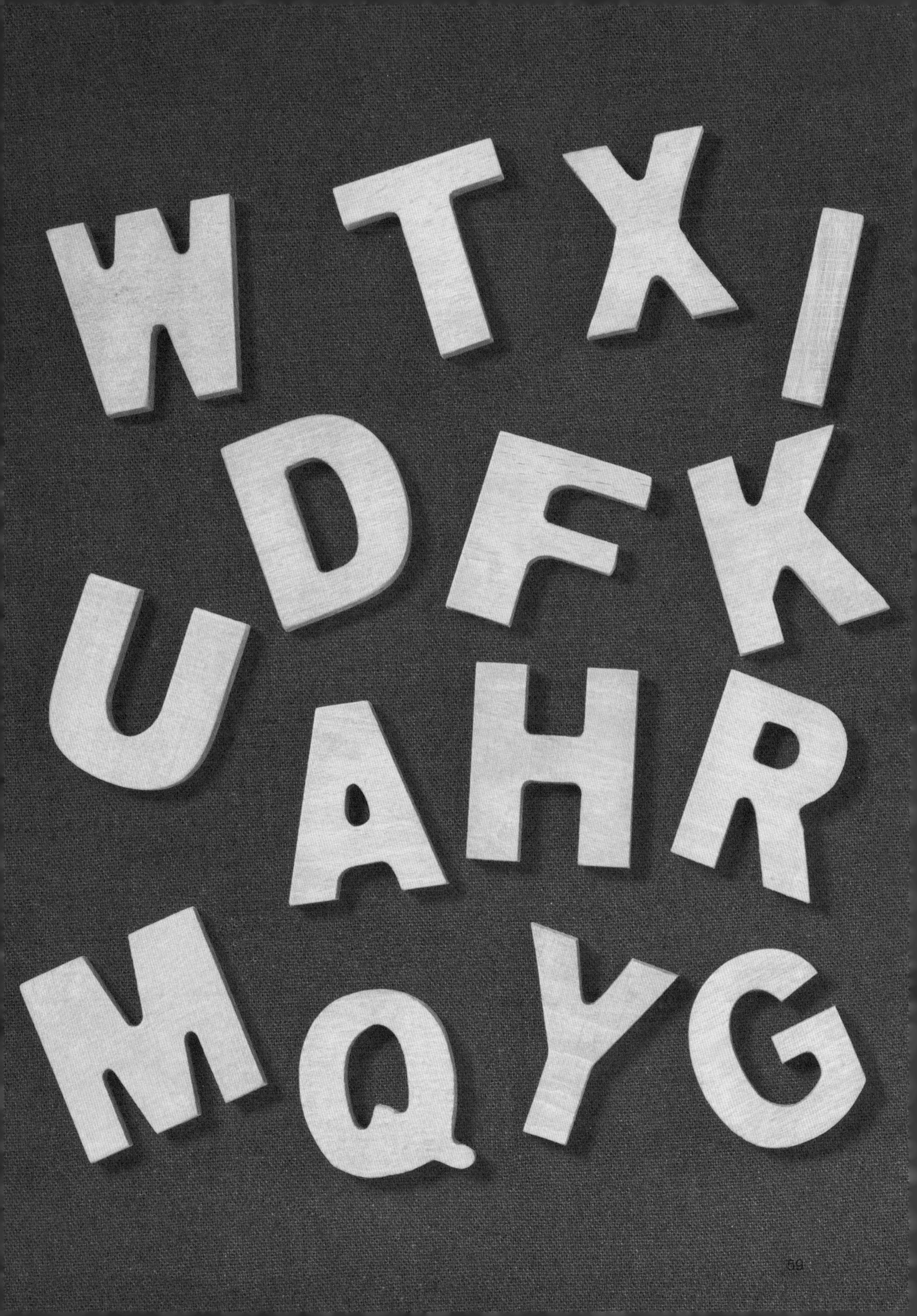
W T X I
D F K
U A H R
M Q Y G

第 22 天

找人

圆形框里的人在哪里呢？头不要动，只用眼睛找出他们。

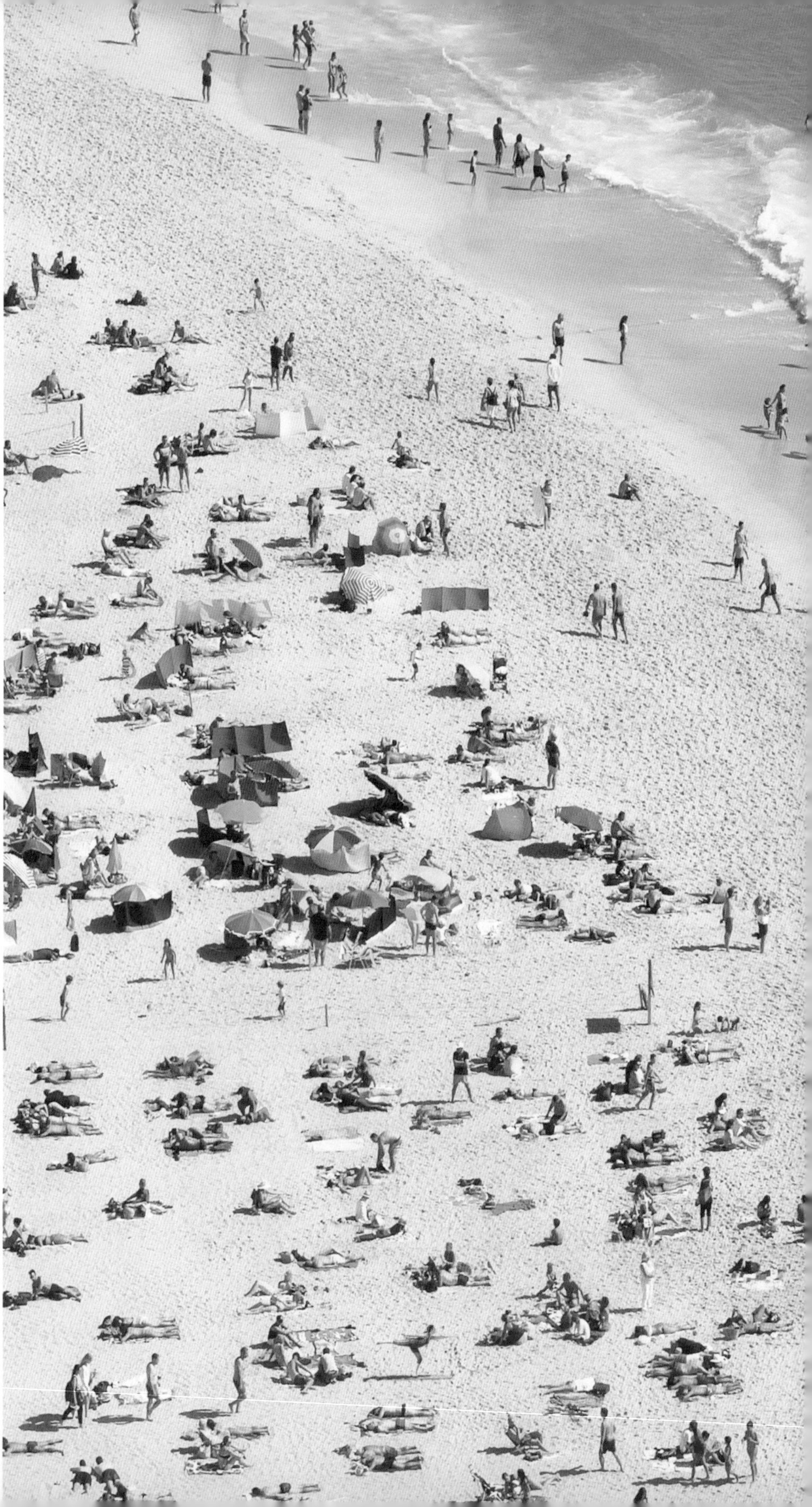

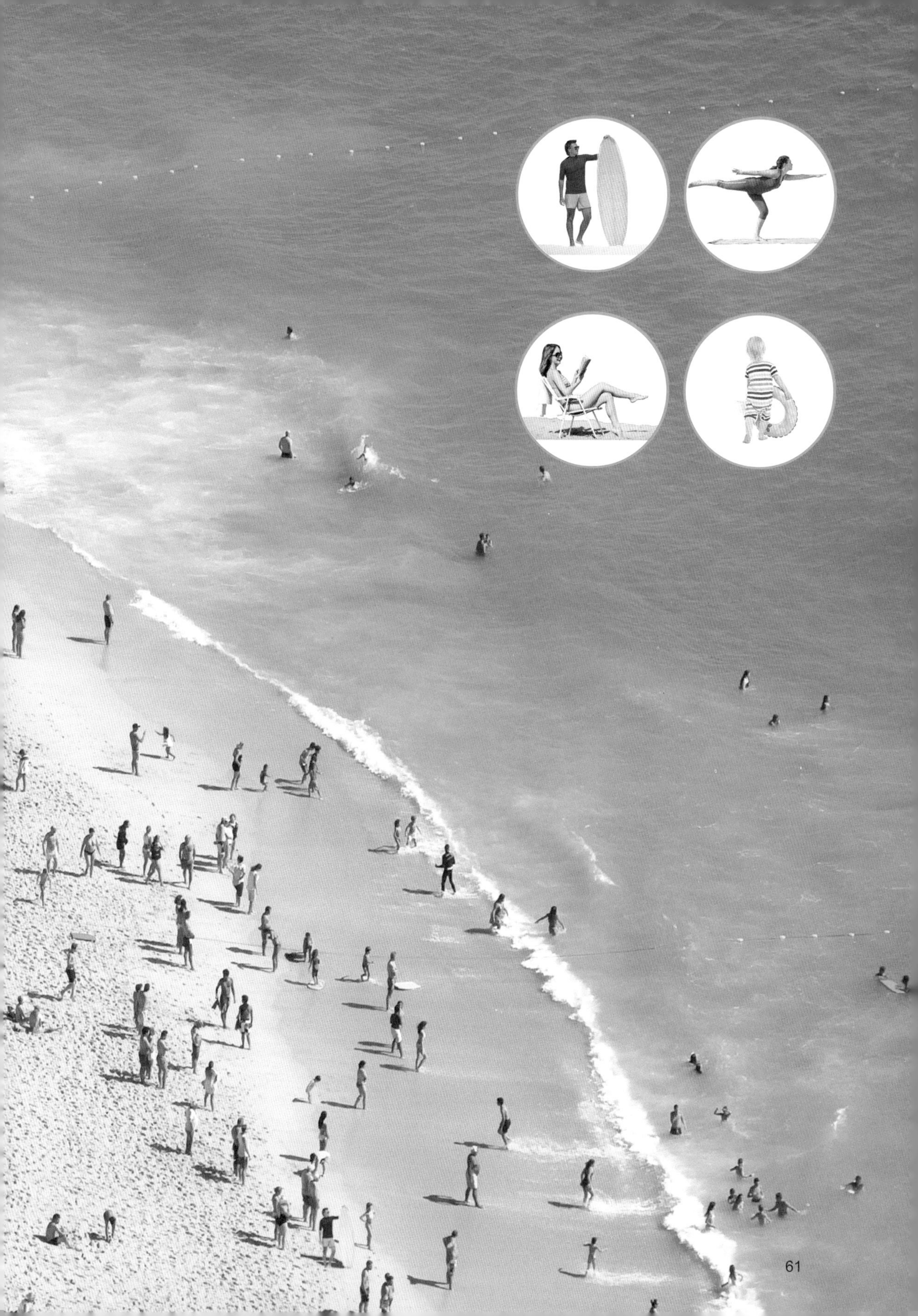

第 23 天

走迷宫（3）

头不要动，只用眼睛看找到终点，舒展眼部肌肉。

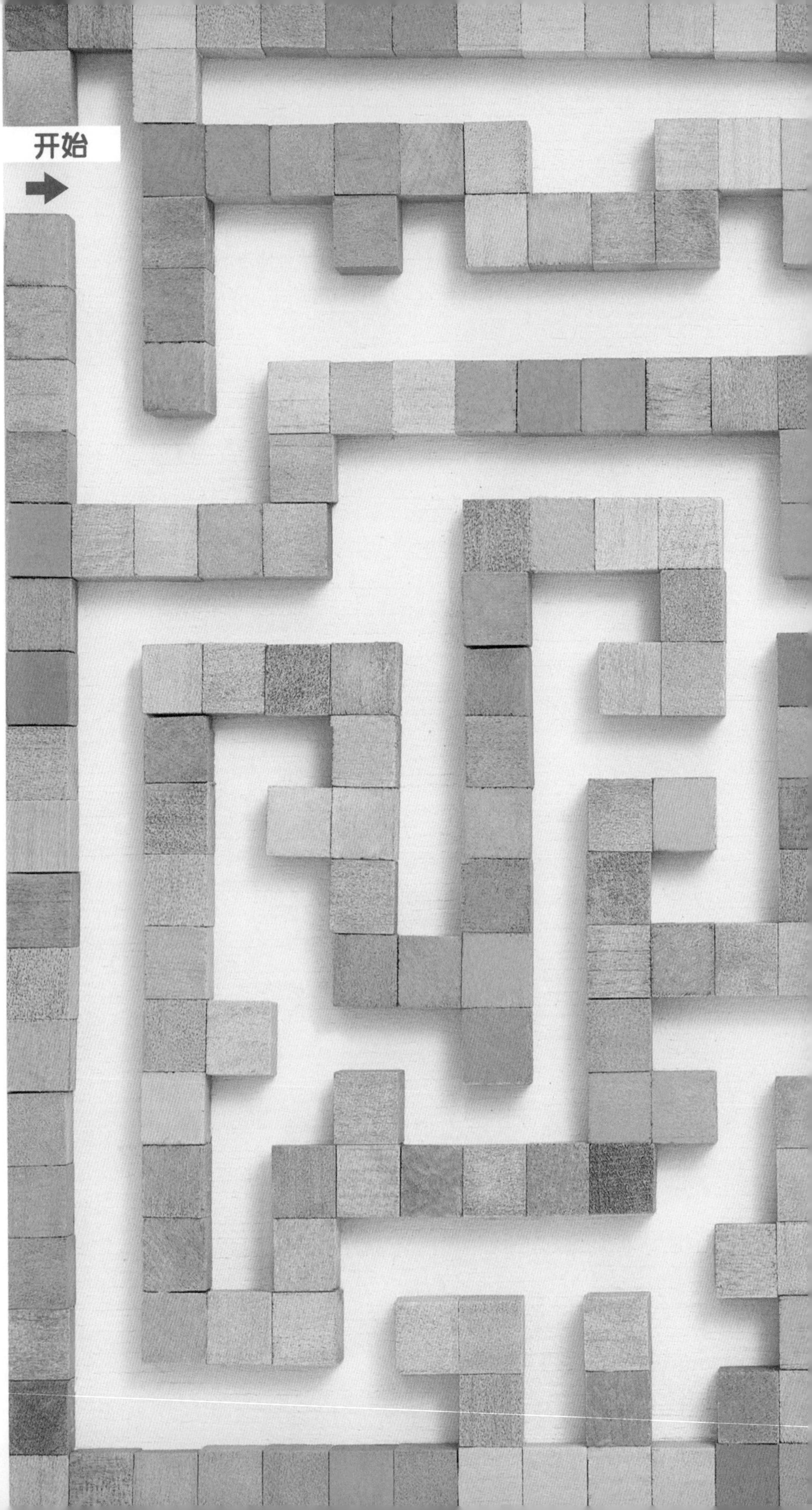

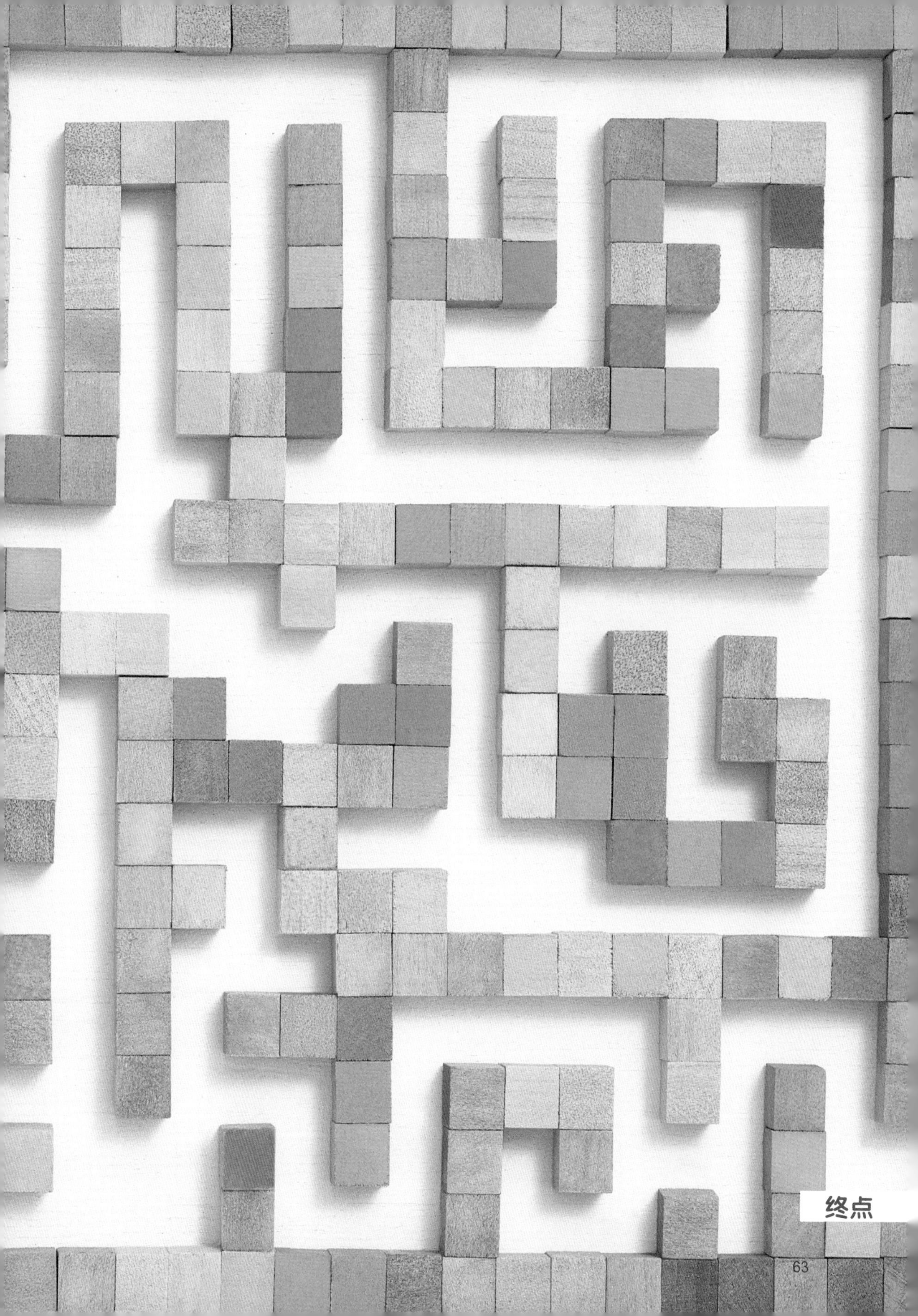
终点

第 24 天

有几只企鹅？

不要借助手指，用眼睛数出有几只企鹅。一边数一边移动视线，可以锻炼眼部肌肉，活跃大脑。

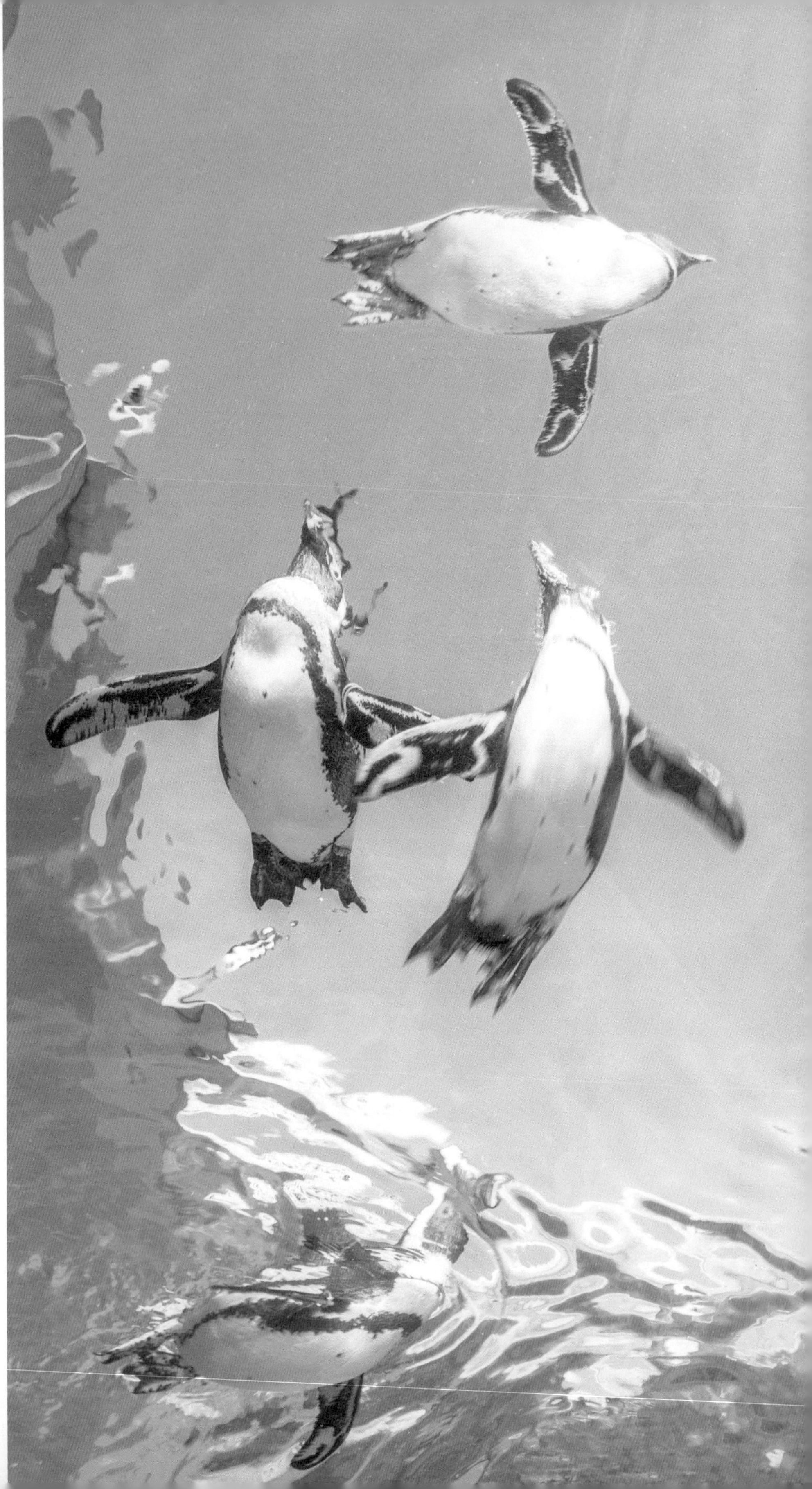

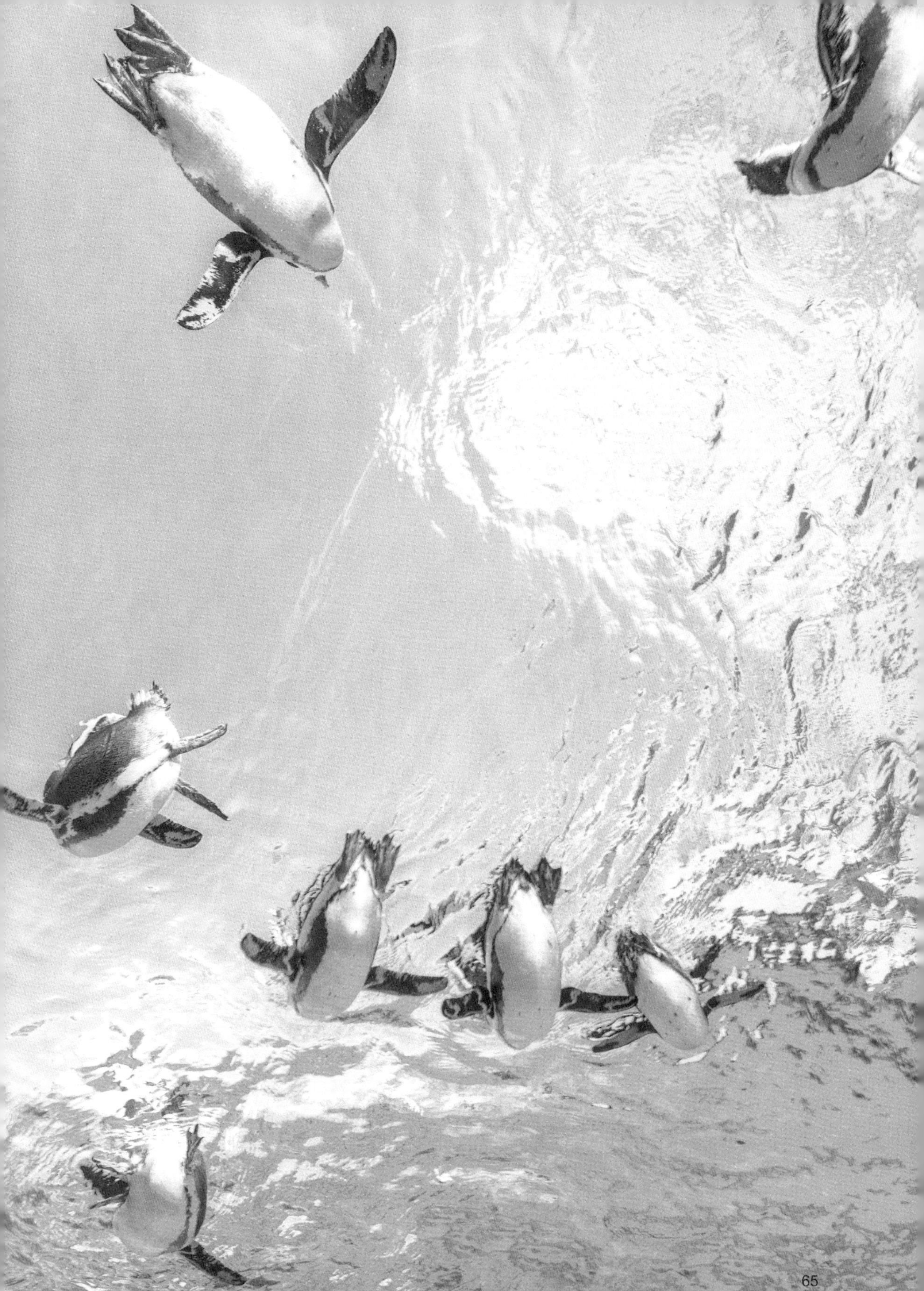

第 25 天

按顺序读古诗

上下左右移动视线按正确顺序读出古诗，可以锻炼眼部的肌肉。

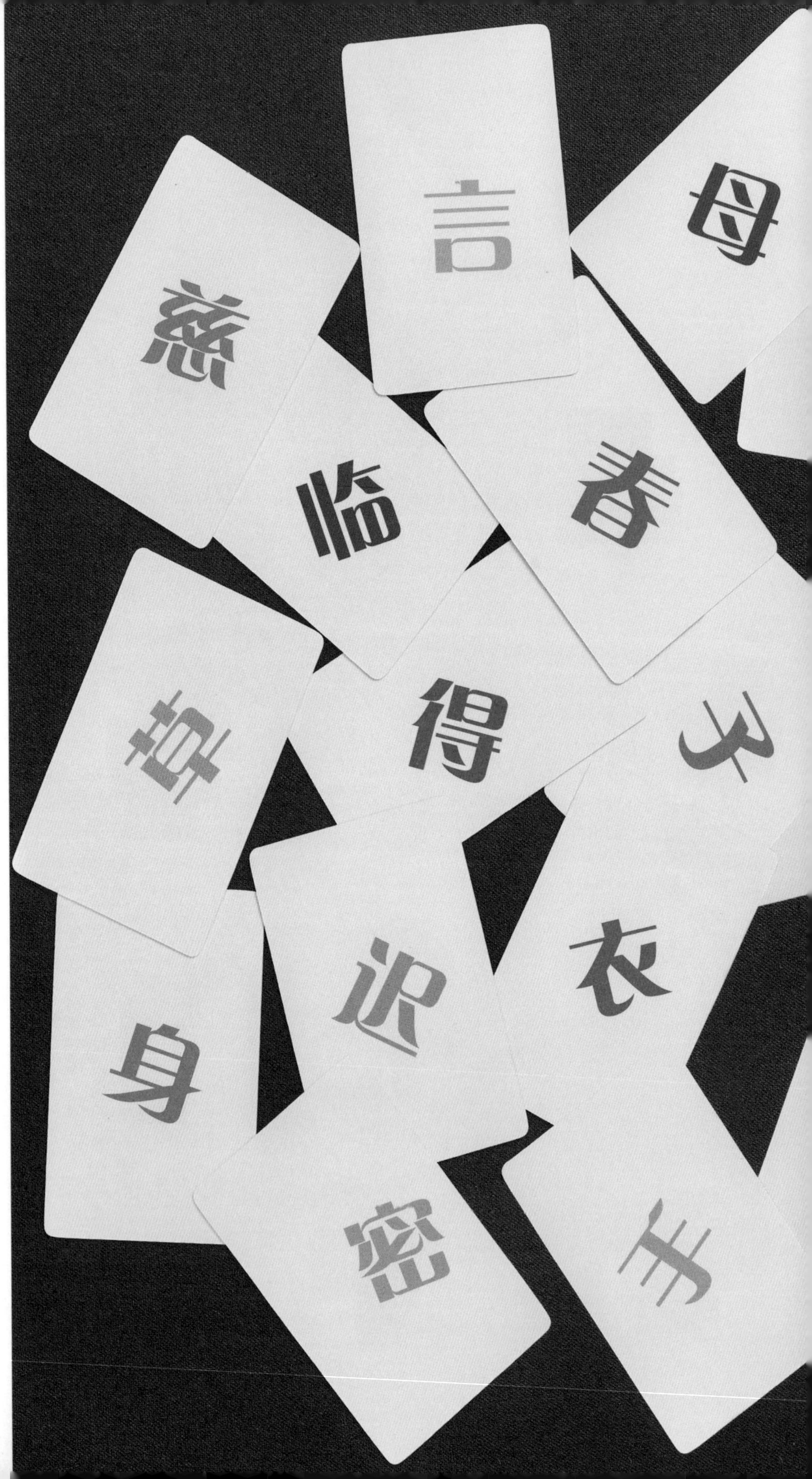

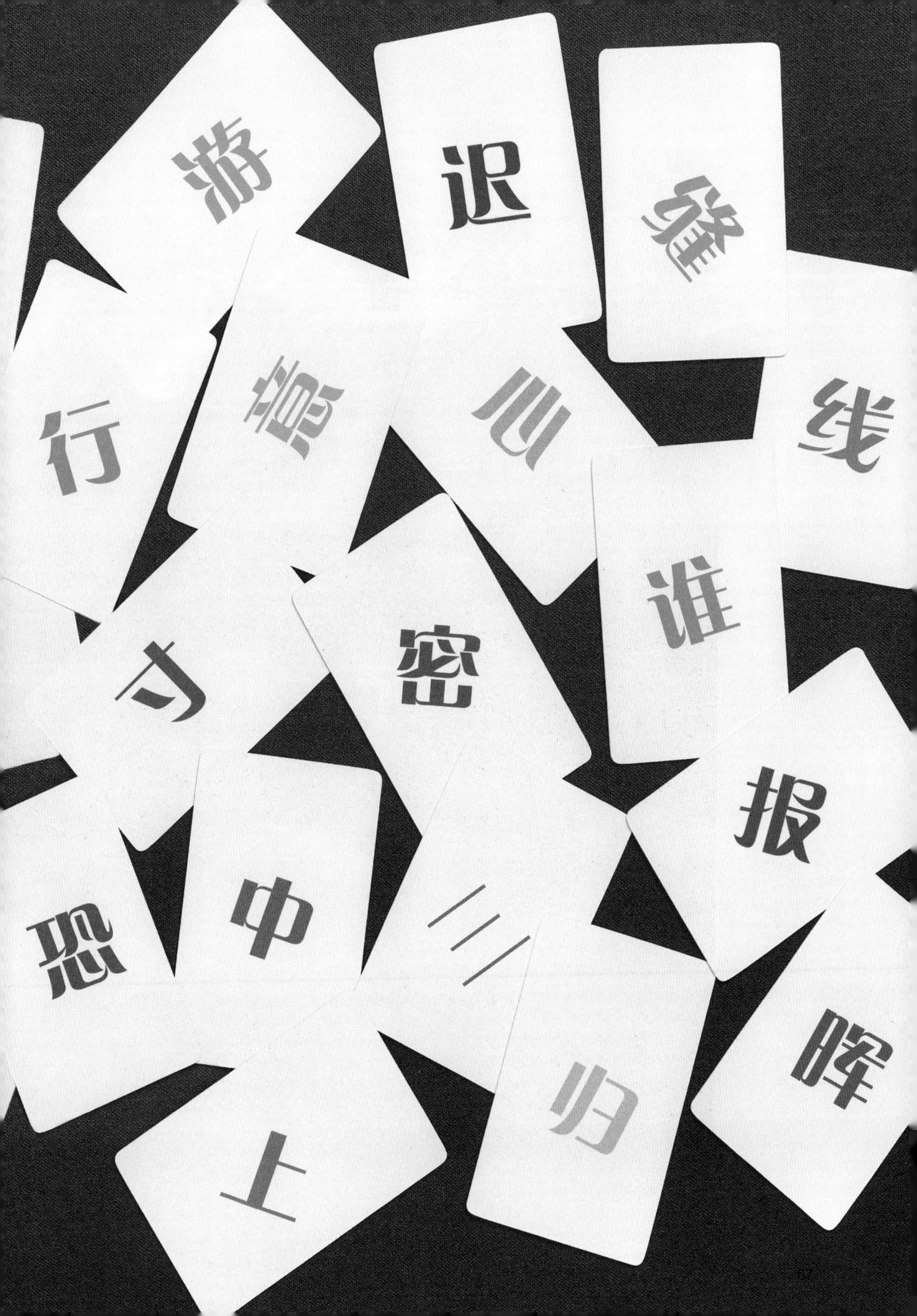

游
迟
缝
行
心
线
谁
寸
密
报
恐
中
归
降
上

第 26 天

倒映在水面上的照片

放松下来凝视壮丽的山景，然后闭上眼睛，放松眼睛和大脑。

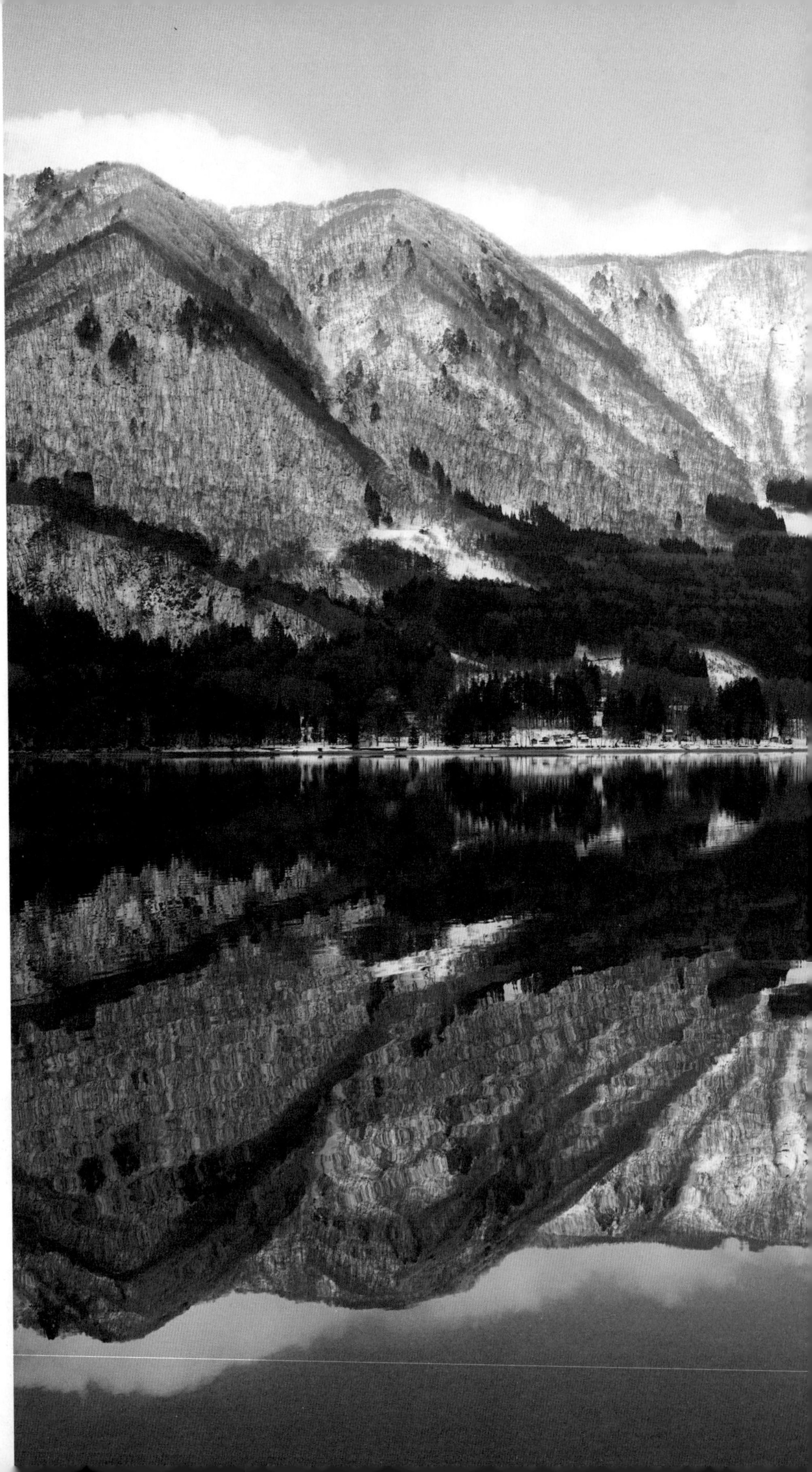

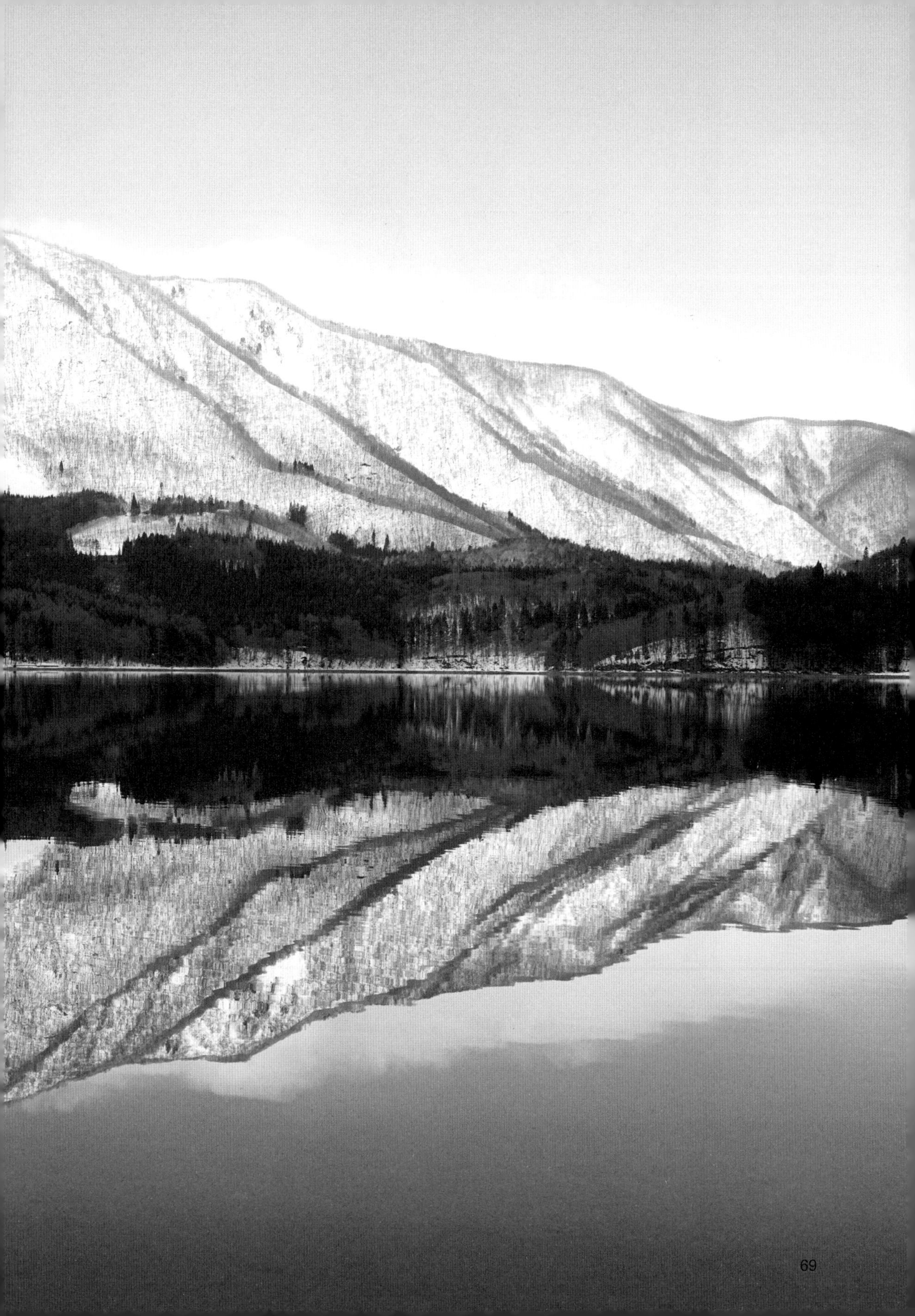

第 27 天

按顺序找出数字 1—35

上下左右移动视线，按顺序找出数字，可以锻炼眼部的肌肉。

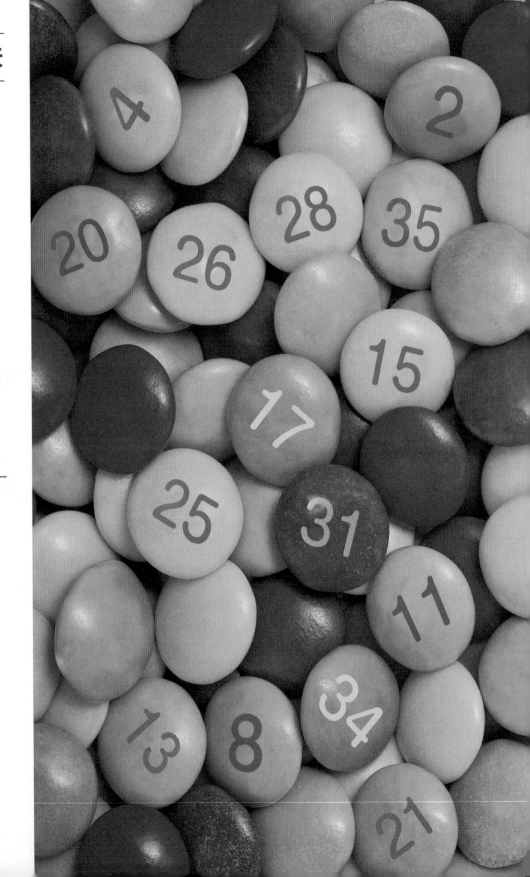

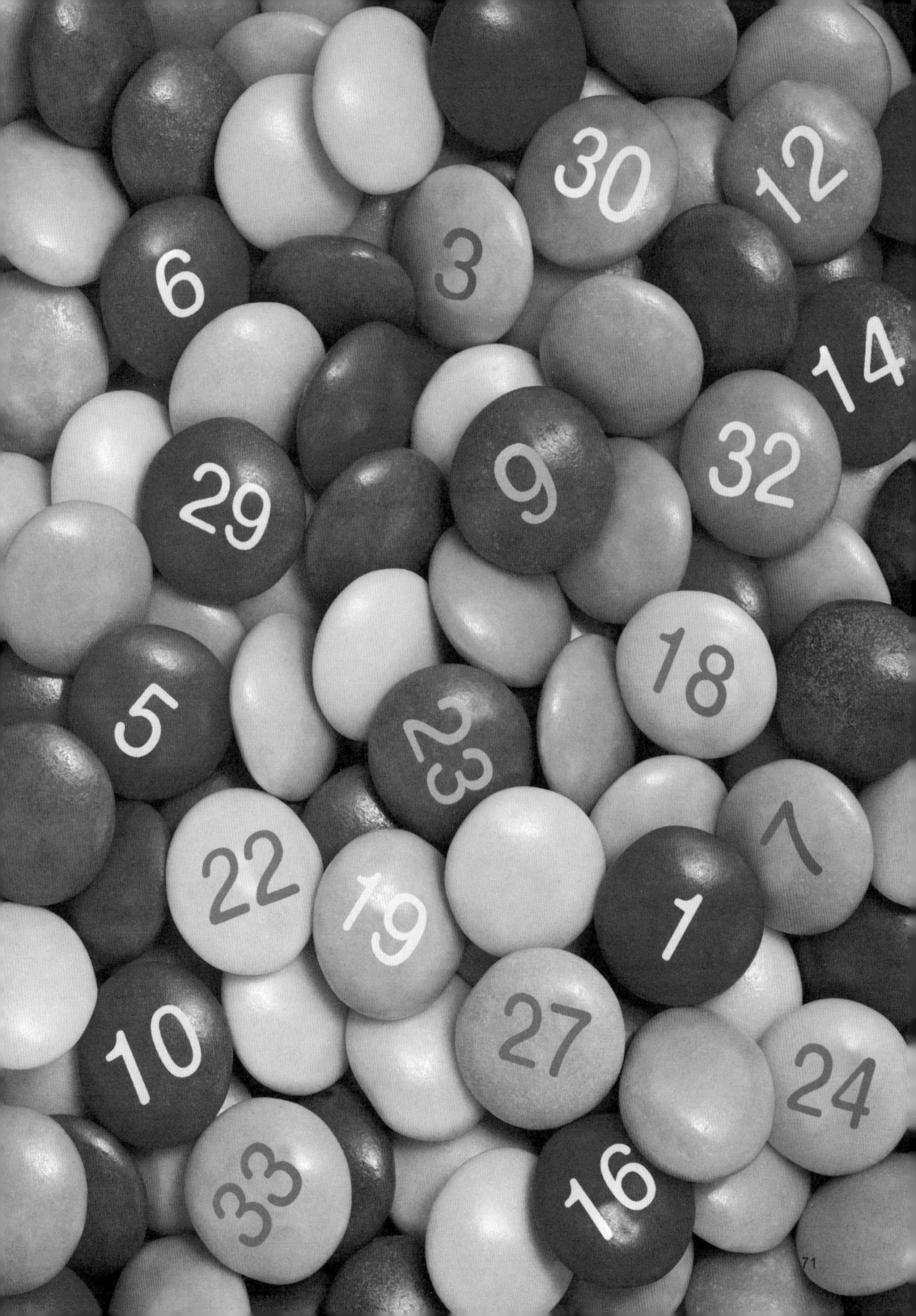
30
12
6
3
14
29
9
32
18
5
23
22
19
1
7
10
27
24
33
16

第 28 天

看近处和远处（5）

凝视近处的卷心菜 20 秒，远处的山 10 秒。交替重复 16 次，放松眼部肌肉。

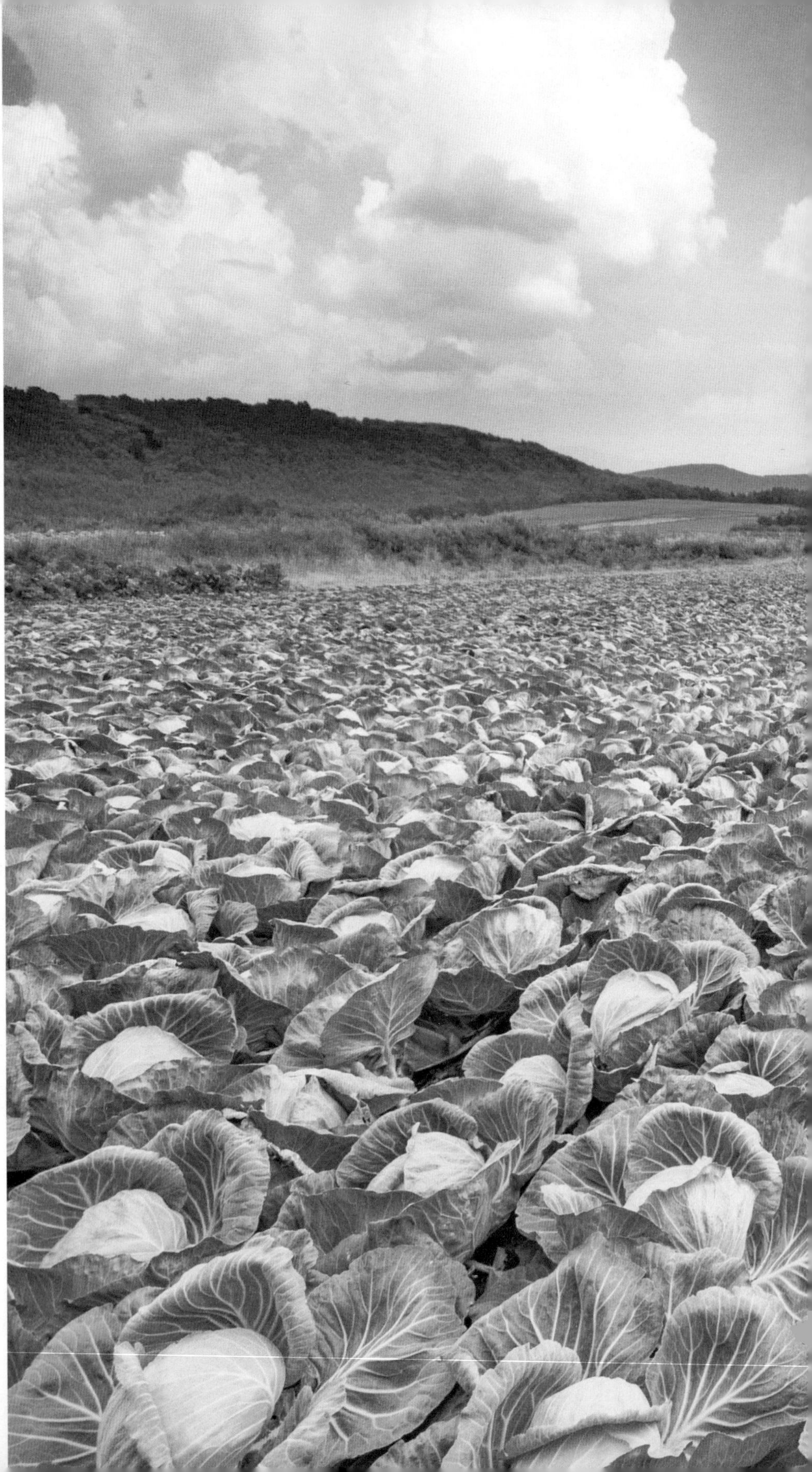

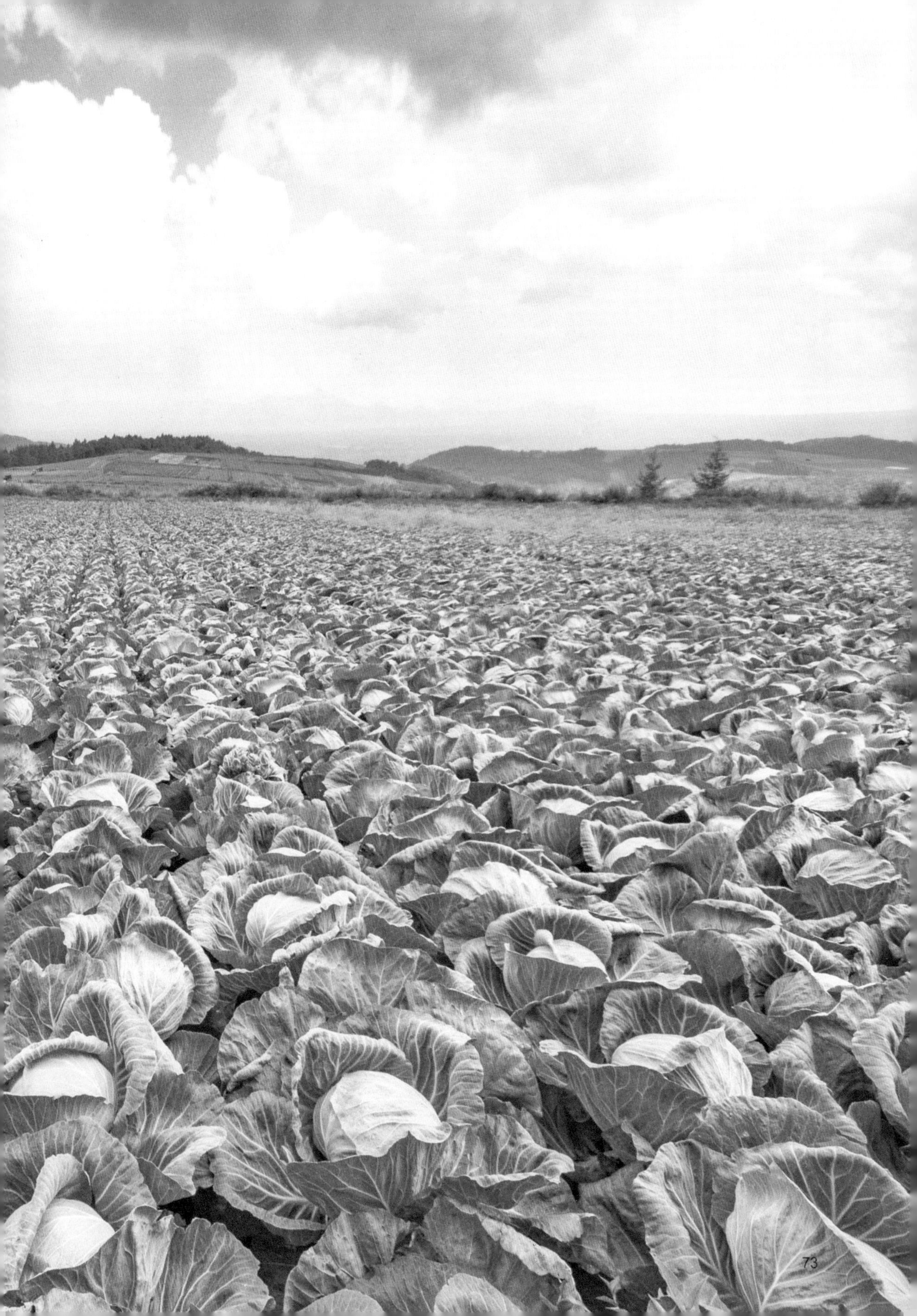

第 29 天

找出指定的蛋

不要借助手指，只用眼睛找出圆形框内图案的蛋。

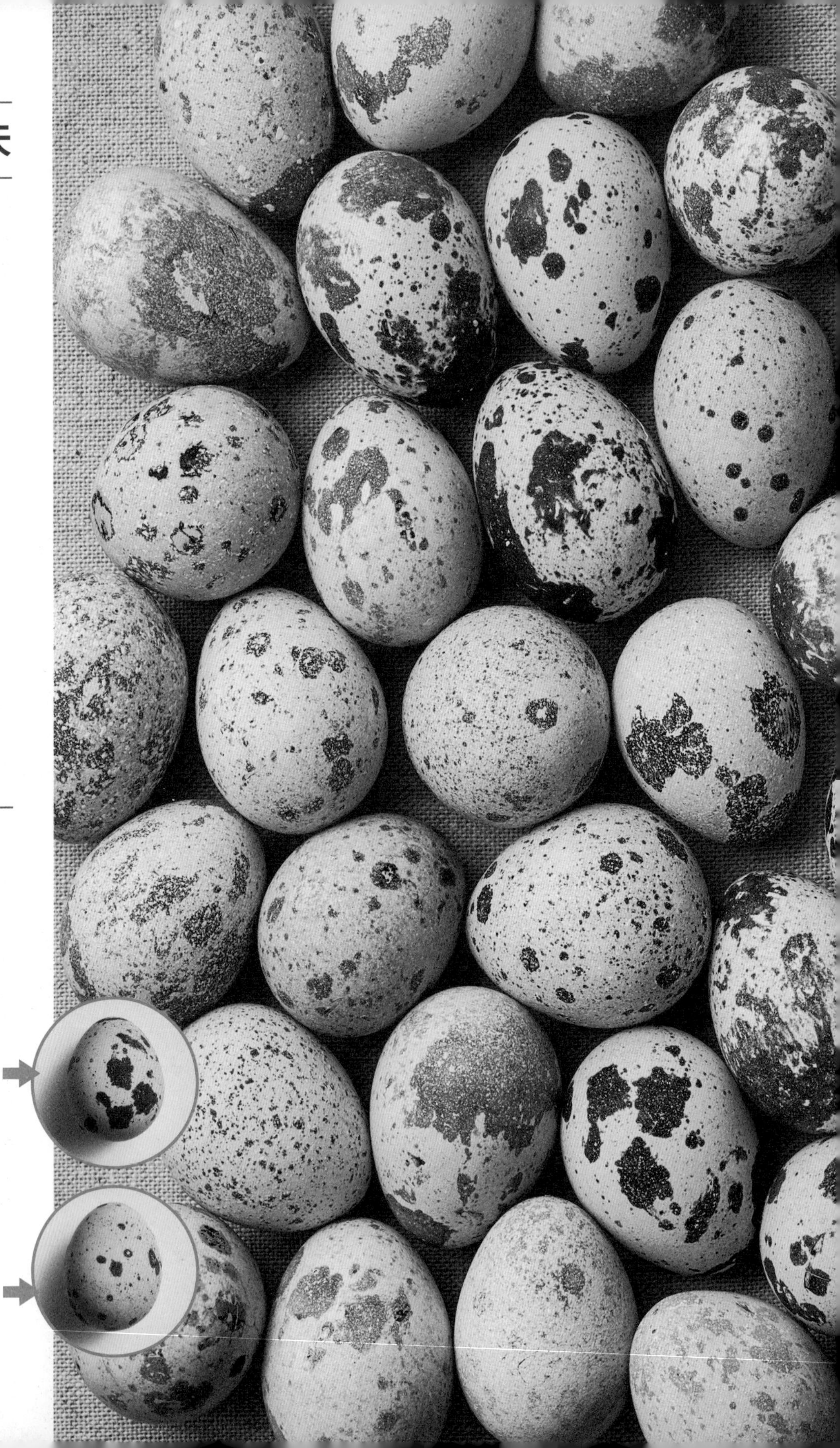

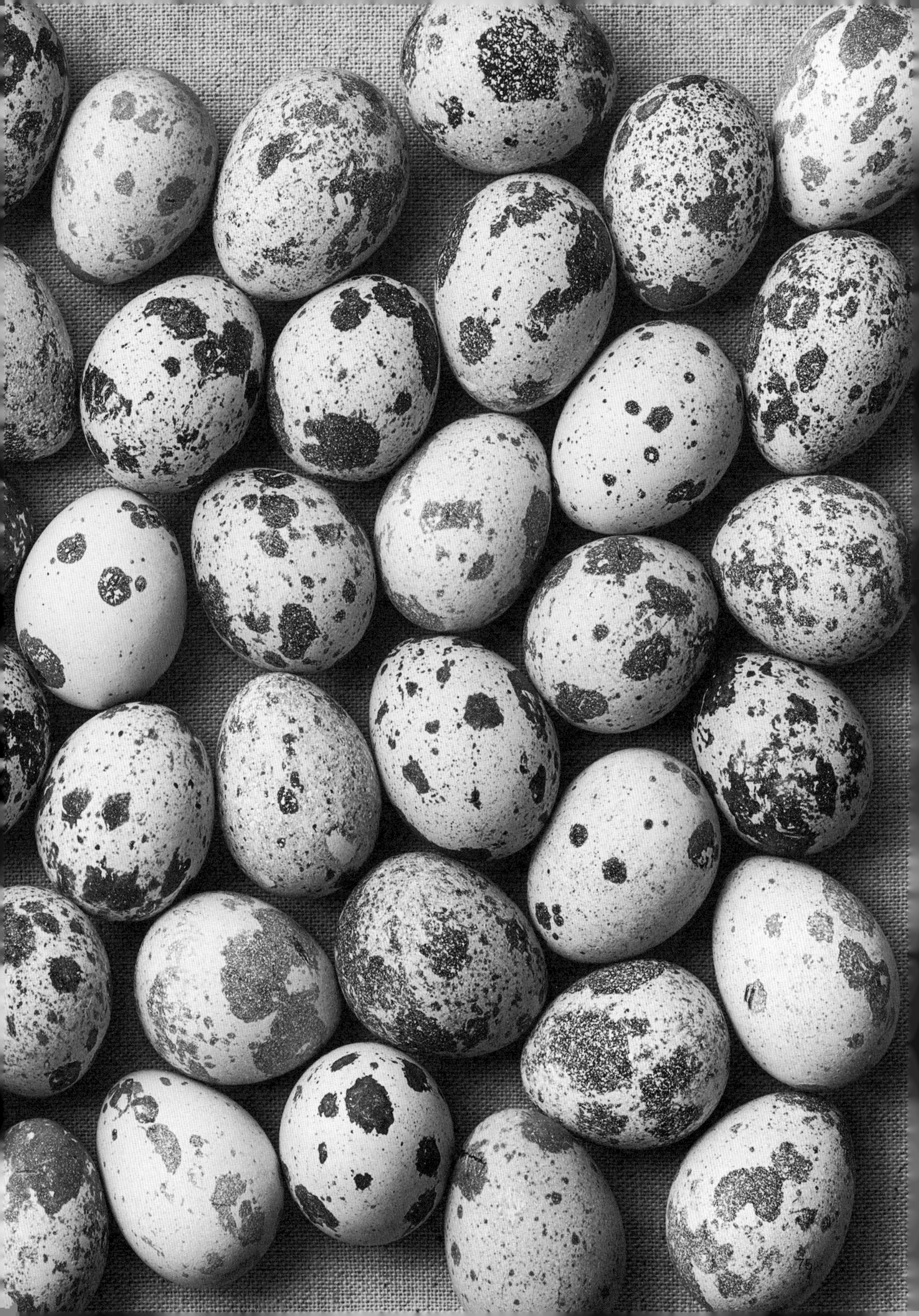

第 30 天

天走迷宫（4）

头不动，眼睛经过蜂巢没有阻挡的路线找到终点。

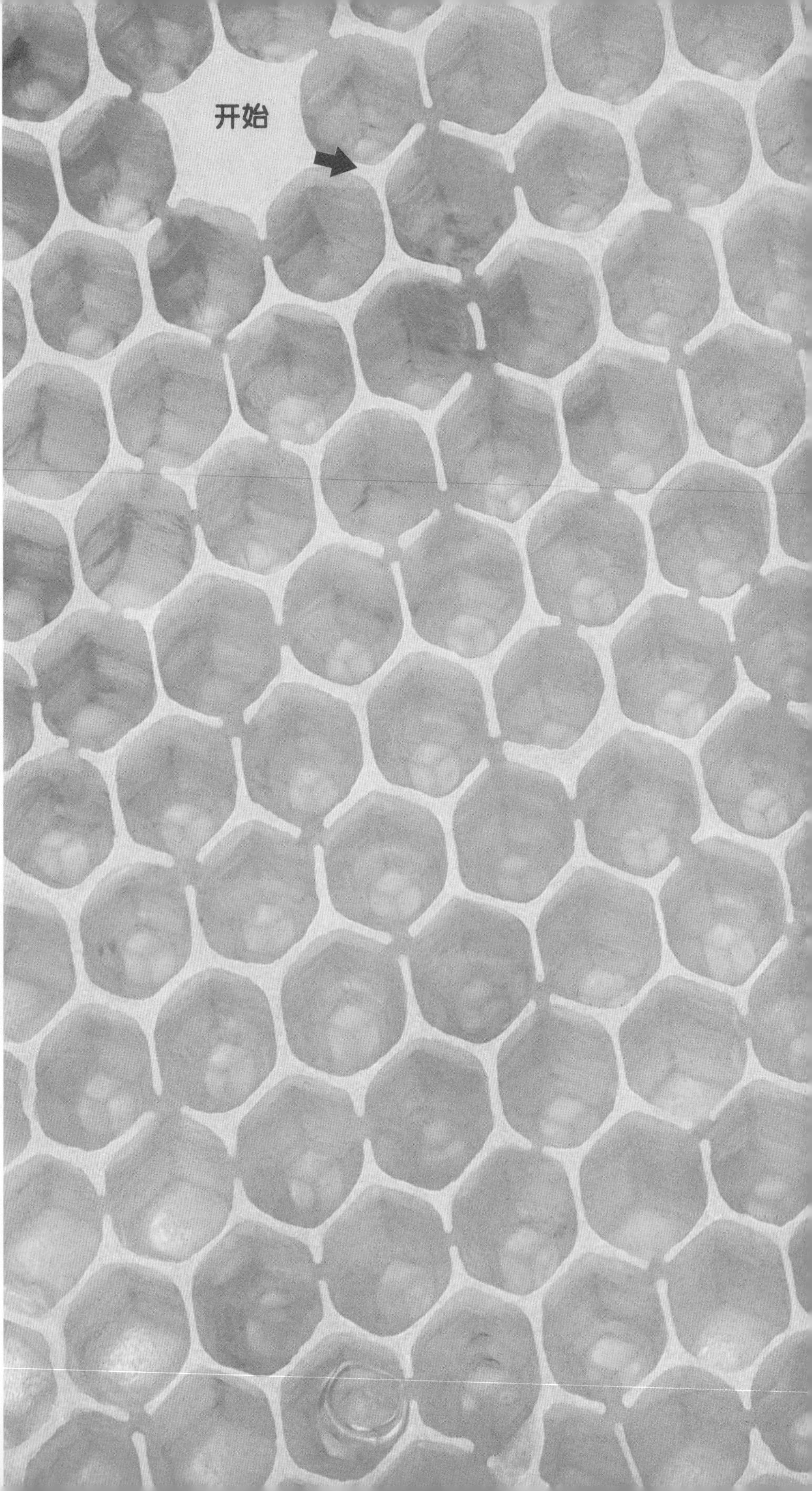

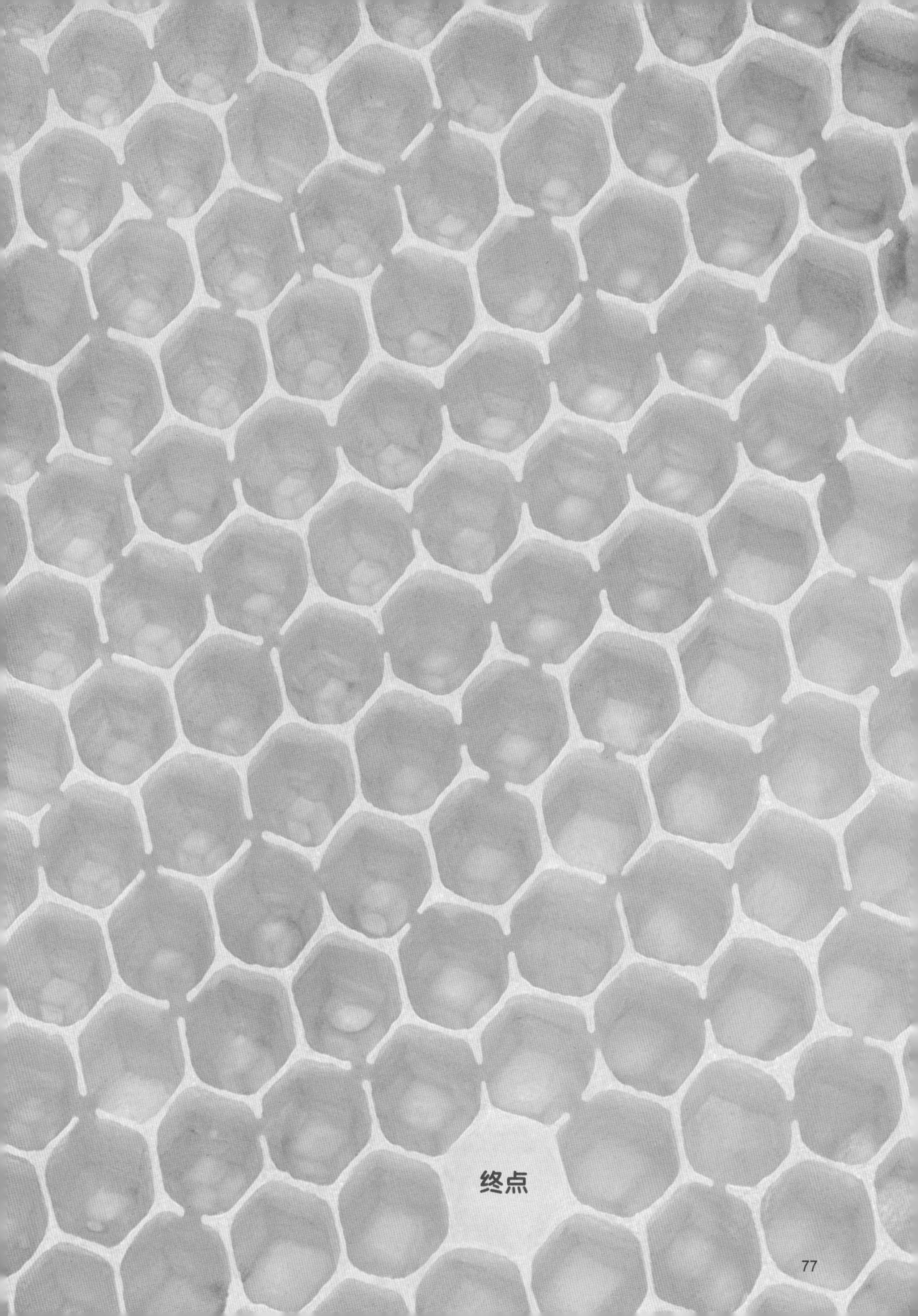
终点

第 31 天

上下颠倒的景色

这是『颠倒』的猴面包树。发挥想象力，凝视倒映在水面上的景色。

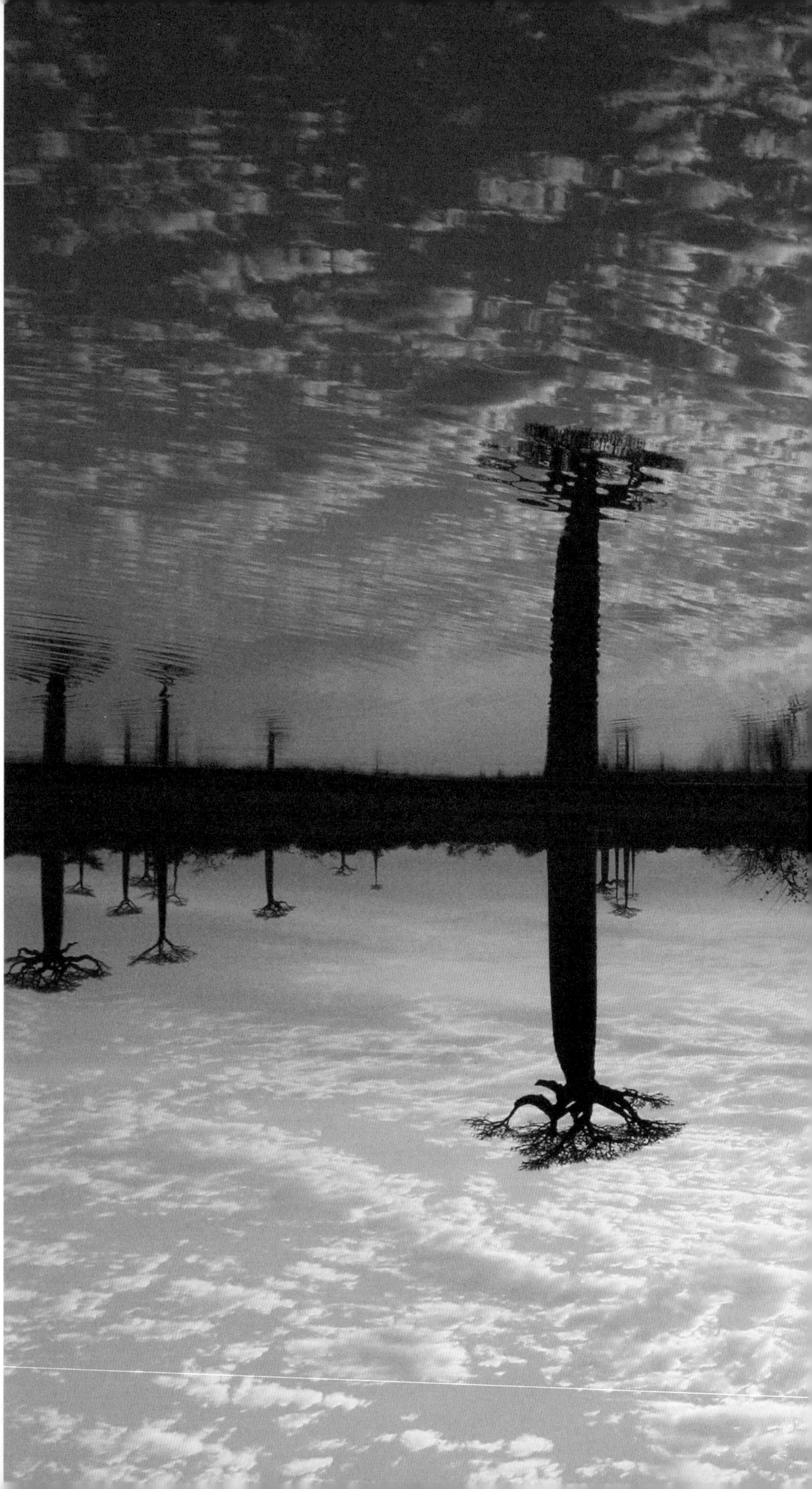

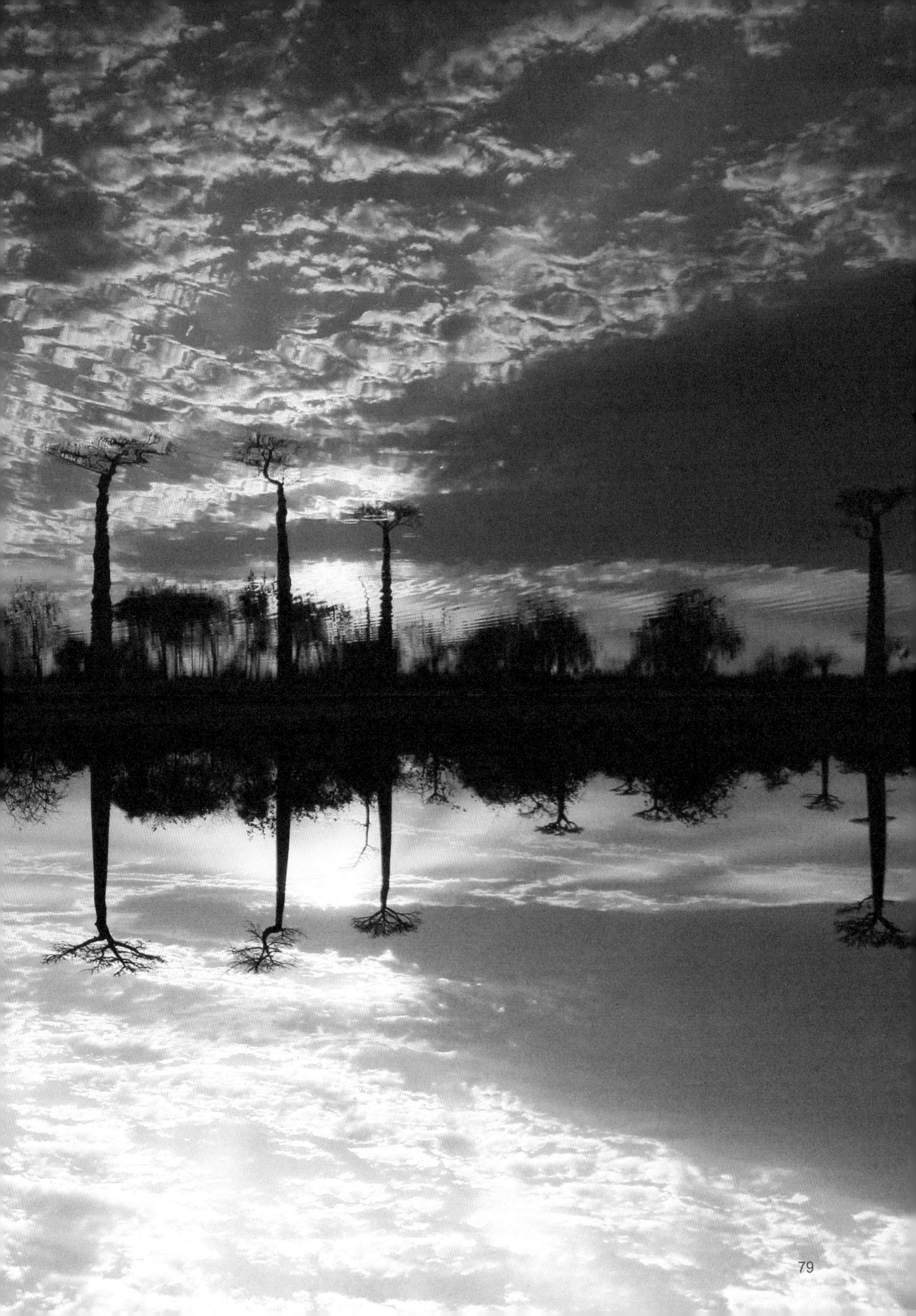

答案

第 4 天

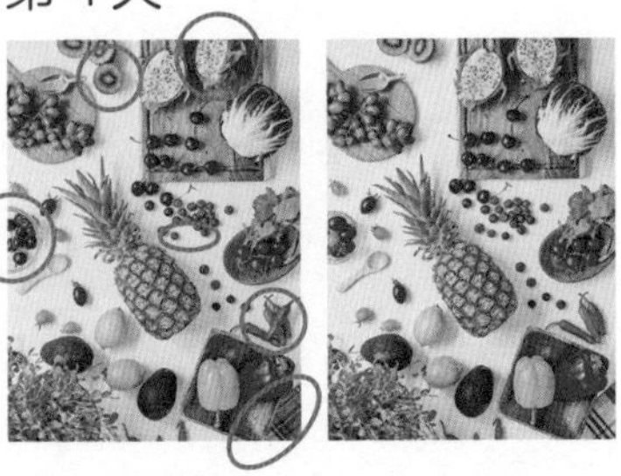

第 5 天

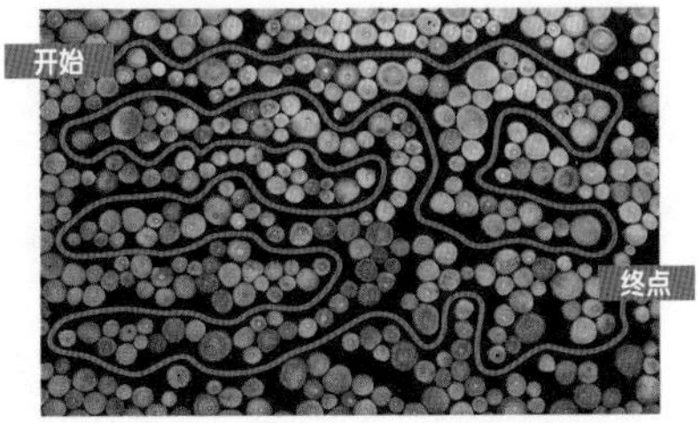

第 7 天

站着的人有 11 个

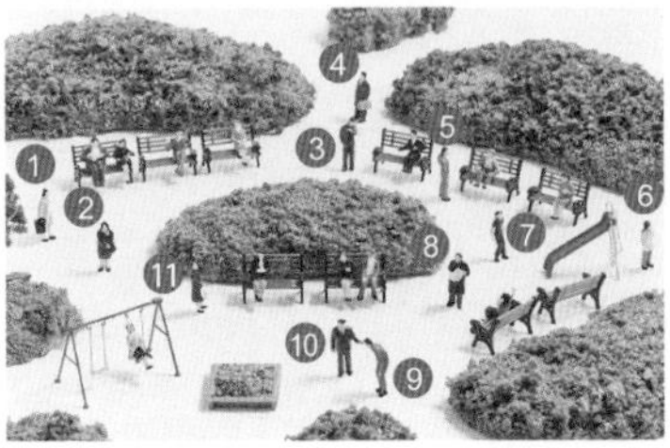

第 11 天

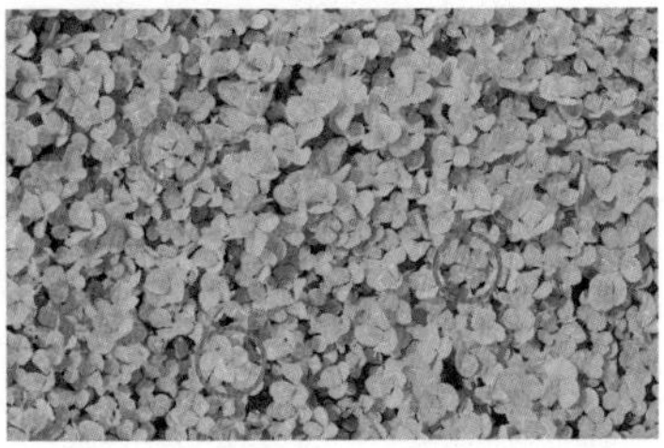

第 15 天

蓝鸟有 14 只

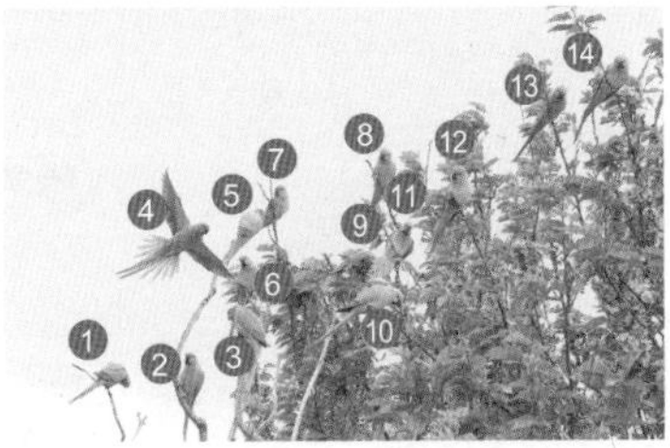

第 16 天

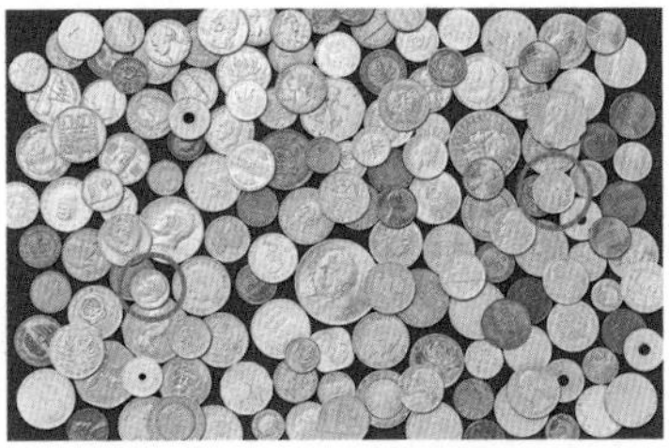

第 17 天

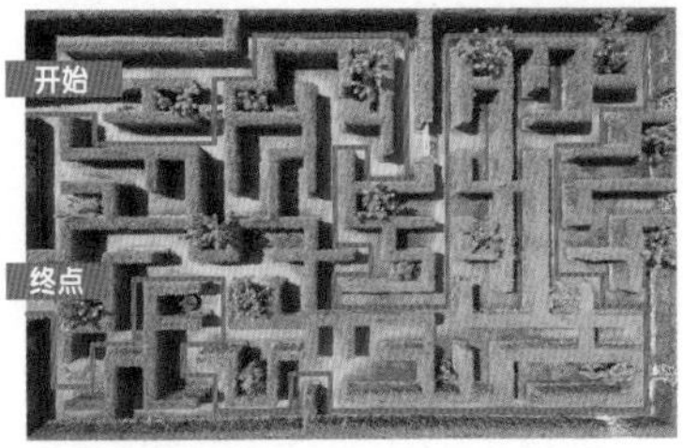

第 22 天

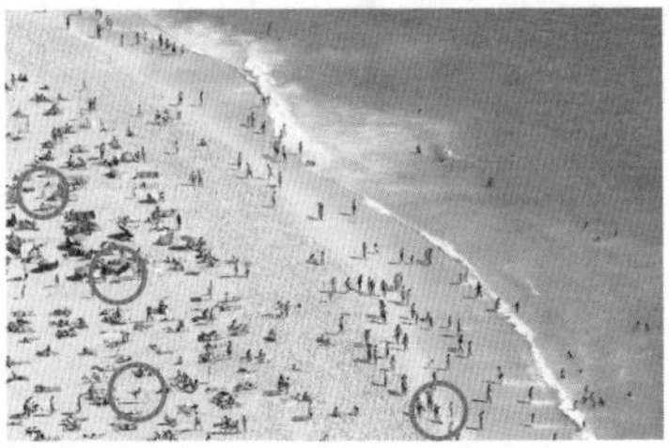

第 23 天

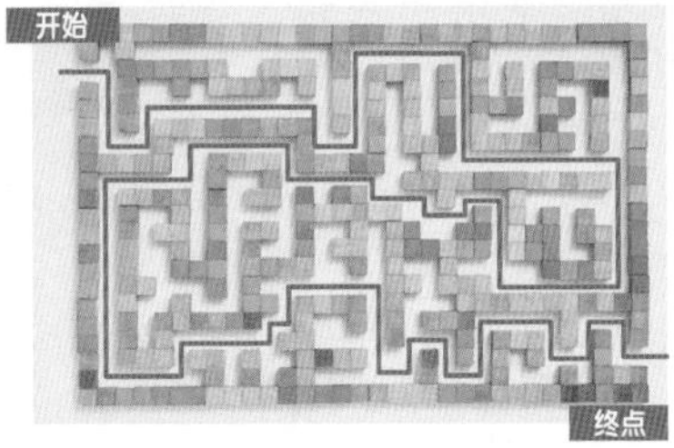

第 24 天

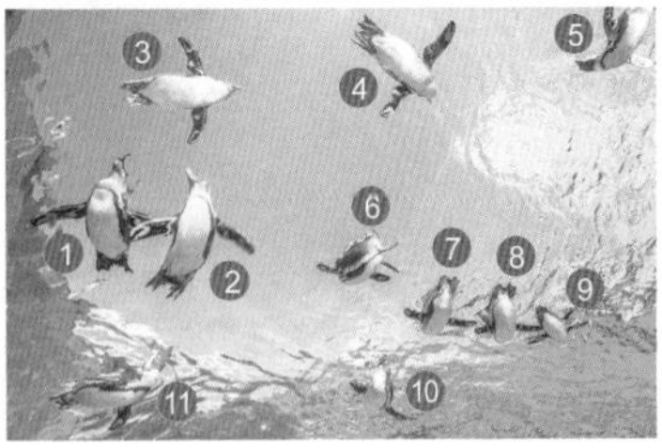

第 29 天

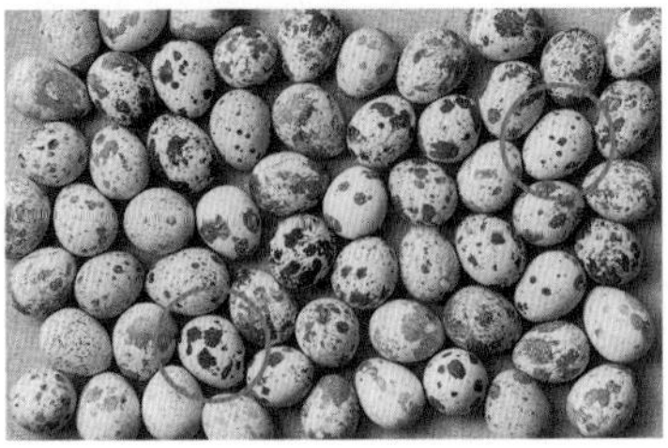

第 30 天

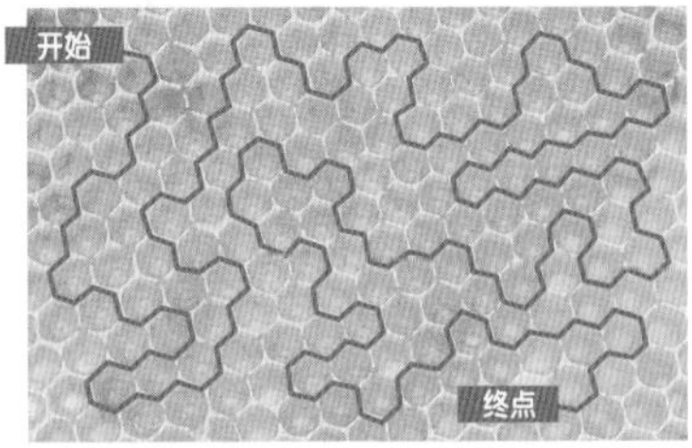

PART

2

培养这些对眼睛好的习惯吧！

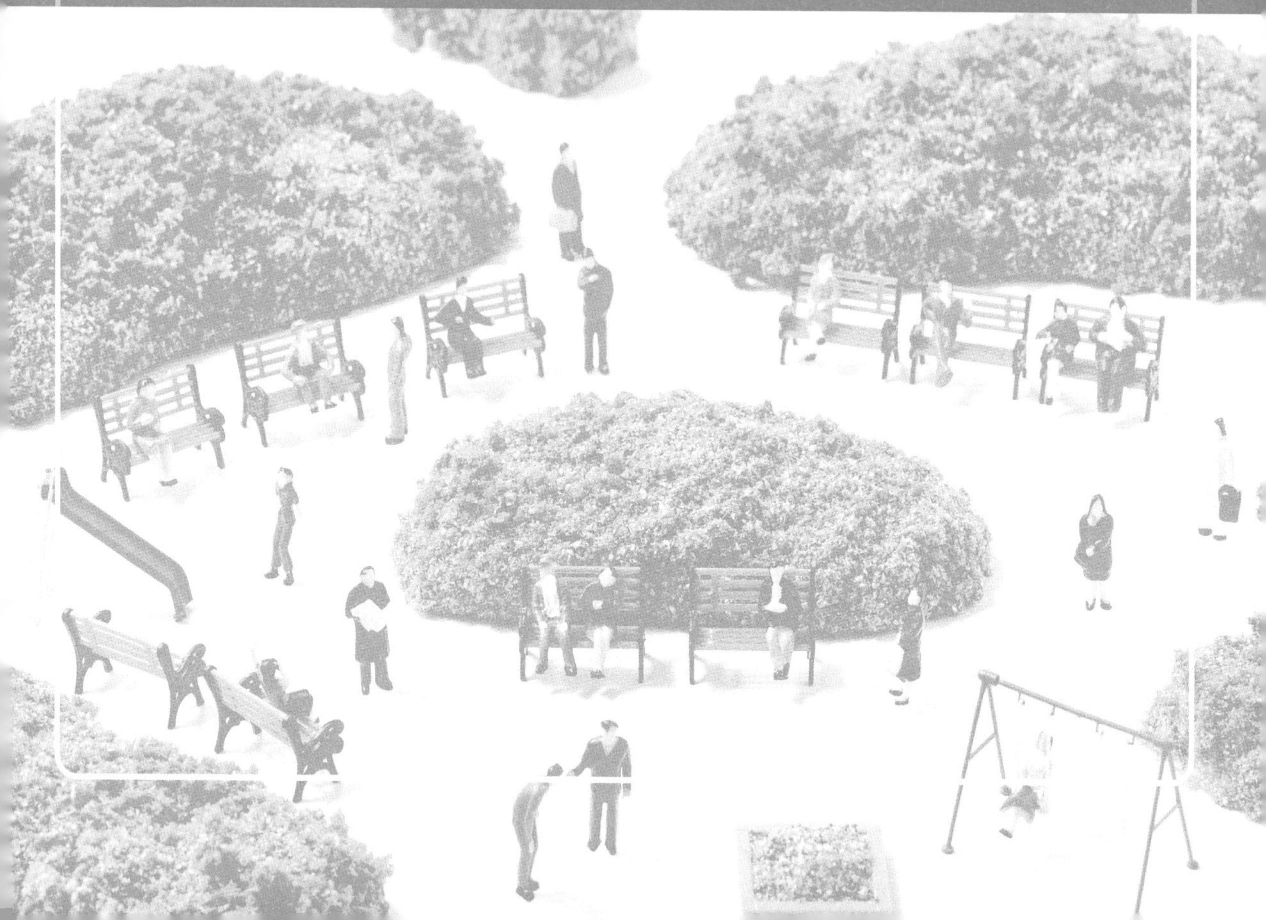

用手掌热敷眼周

热敷眼周可以改善眼部的供血。把两手搓热，手掌轻轻放在眼睛上，体温会让肌肉放松，避免出现近视等眼部问题。

眼部疲劳时冷敷眼睛可能会觉得很舒服，但是冷敷眼睛会使焦点调节功能低下，所以最好热敷。

也可以用温热的毛巾代替。手掌如果用力过大压迫眼睛，眼压变低会很危险，所以一定要轻揉。

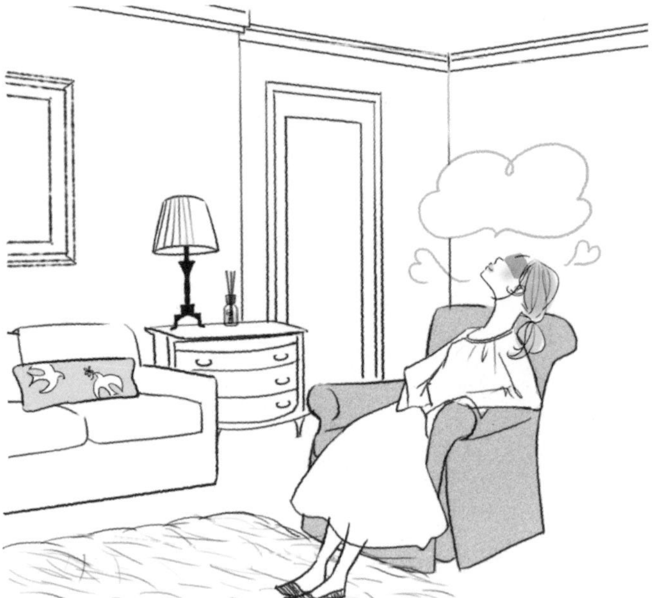

① 两手手掌互搓 20 次，使其变热。

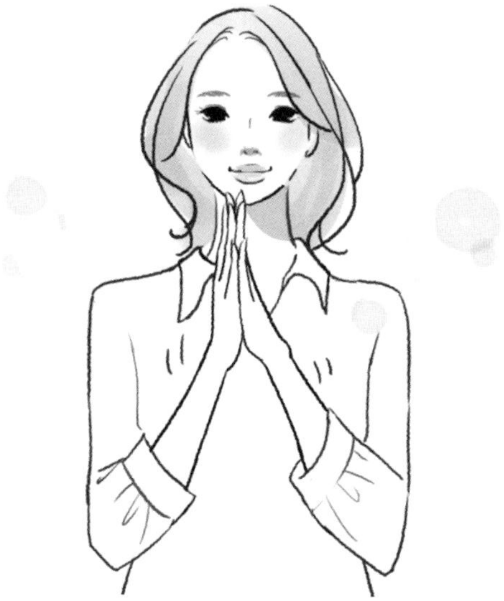

② 把温热的手掌轻轻放在眼睛上。

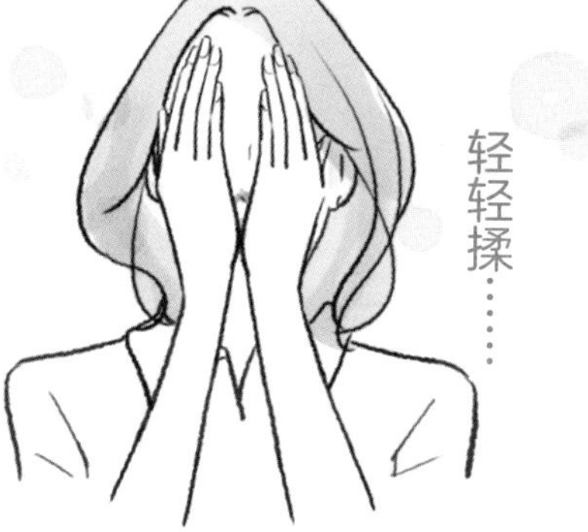

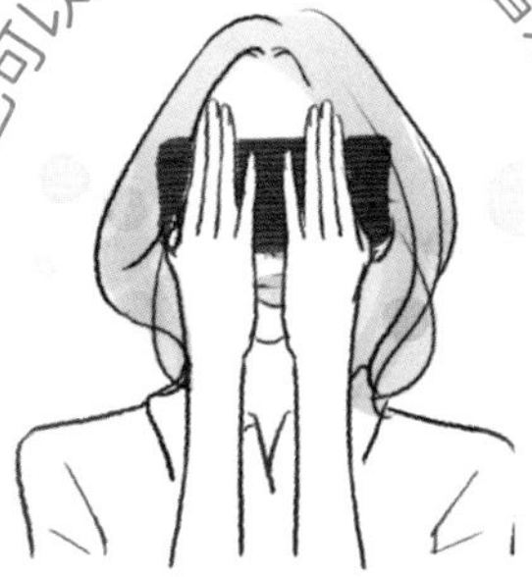

按摩眼部穴位

眼睛周围有很多有助于缓解近视、散光问题的穴位。按压这些穴位可以减轻眼部疲劳，防止眼病发生。

我们来看眼部有哪些穴位，进行穴位按摩吧。

① 用拇指指腹轻柔地按压眉毛周围（从内眼角到外眼角）。

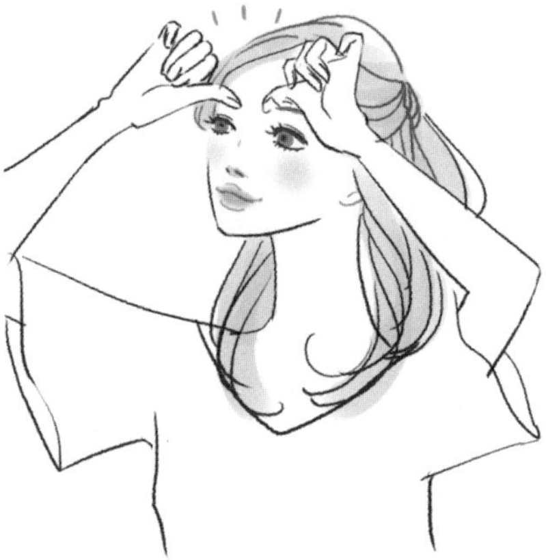

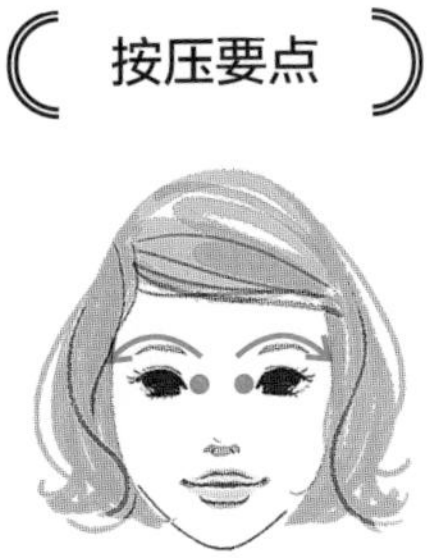

② 用食指指腹轻柔地按压眼睛周围（从内眼角到太阳穴）。

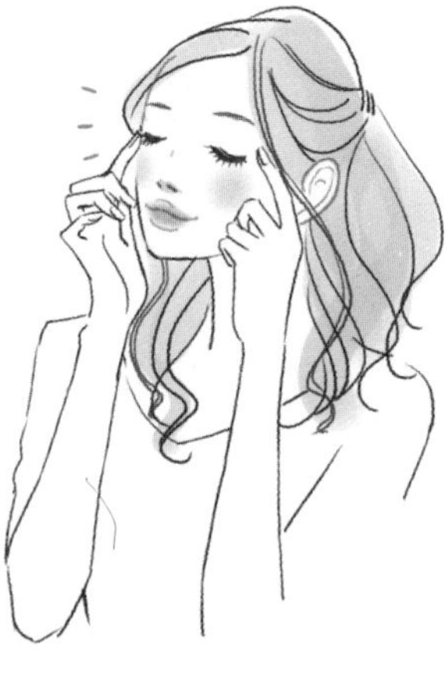

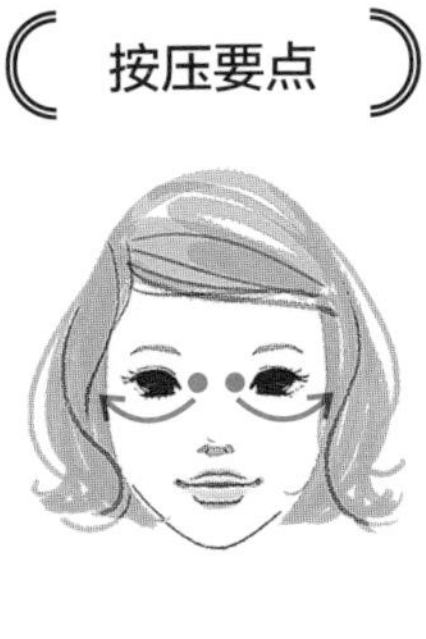

为了避免手指误触眼睛，请闭上眼睛。

眼部的穴位

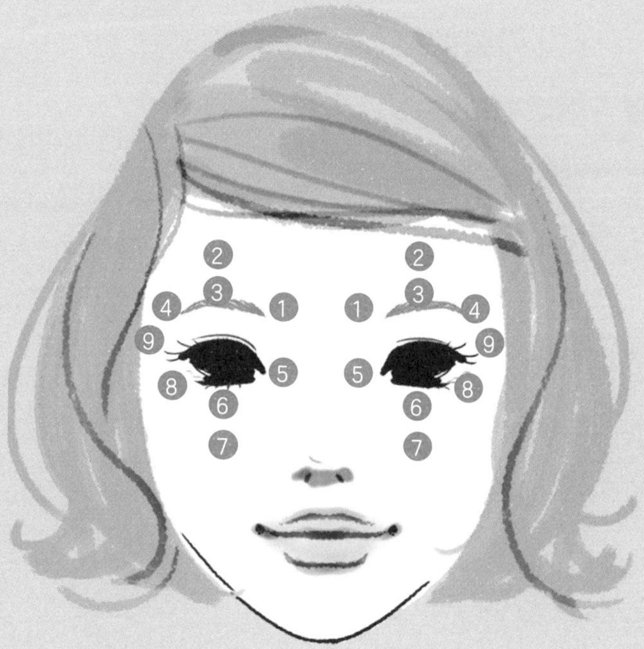

① 攒竹

眉毛靠鼻翼一侧、内眼角稍往上一点凹下去的部分。

效果 缓解干眼症、眼睛疲劳

② 阳白

黑眼珠上方距离眉毛上边一拇指宽的位置。

效果 缓解眼睛疲劳、角膜云翳

③ 鱼腰

眉毛三个穴位之一，位于眉毛正中。

效果 缓解白内障、老花眼、散光

④ 丝竹空

位于眉毛外侧的凹陷处。

效果 缓解眼睛疲劳

⑤ 睛明

位于左右内眼角的骨头附近的凹陷处。

效果 缓解近视、白内障

⑥ 承泣

位于黑眼球下方骨头的凹陷处的边缘。

效果 缓解眼睛疲劳、角膜云翳、充血

⑦ 四白

位于黑眼球下方的骨头下面的部分。

效果 缓解眼睛疲劳、眼痉挛

⑧ 瞳子髎

位于外眼角外侧骨头的凹陷处。

效果 缓解眼睛疲劳、角膜云翳、充血

⑨ 太阳

位于眉尾和外眼角之间、太阳穴附近的地方。

效果 缓解眼睛疲劳、角膜云翳

让姿势端正的眼睛和颈部体操

即使每天看图片训练，但是如果姿势不正确还是会影响视力，效果也会事倍功半。例如伸脖子这样前倾的姿势会诱发脊柱弯曲，导致眼部供血不畅。

这里介绍一下有助于恢复视力，并且可以消除眼部疲劳、肩部酸痛、干眼症的眼睛和颈部体操。

眼睛和颈部体操

① 两手交叉放在脑后。

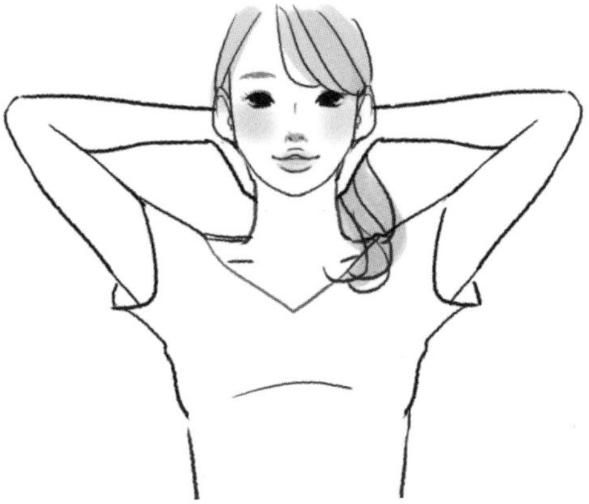

② 吸气同时脸和眼睛向右，呼气时归位。

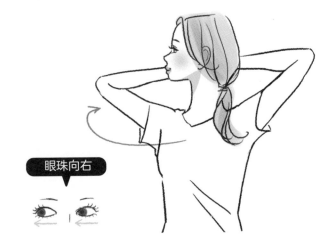

③ 吸气同时脸和眼睛向左，呼气时归位。

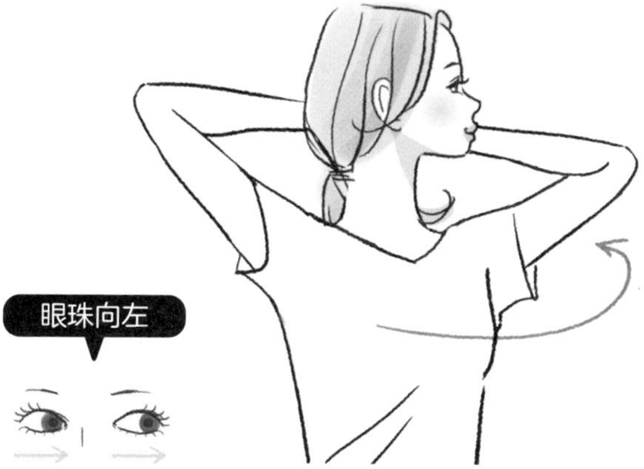

④ 吸气同时脸和眼睛向下，呼气时归位。

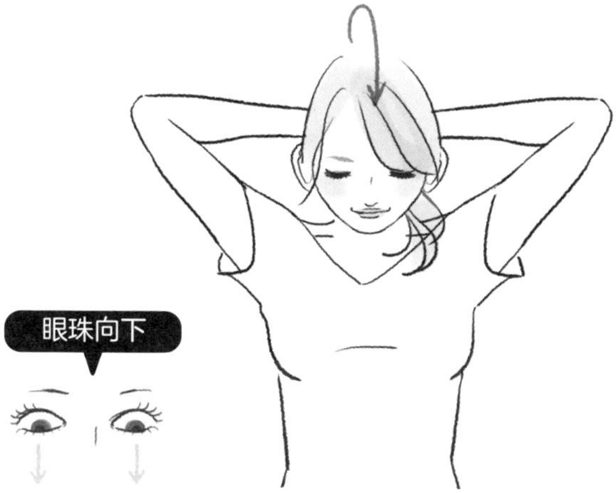

⑤ 吸气同时脸和眼睛向上，呼气时归位。

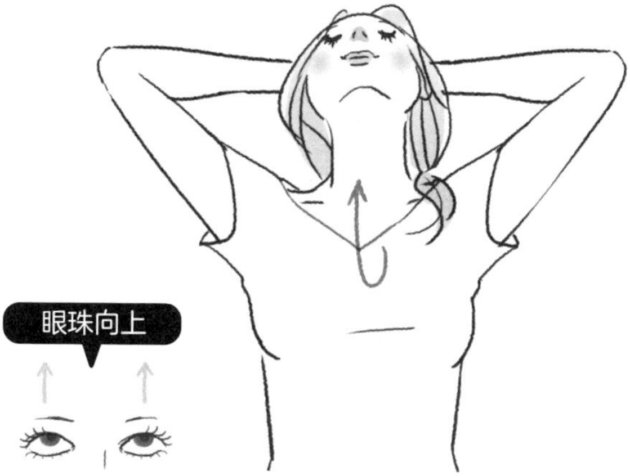

要点

- ○ 每天两次效果更好。
- ○ 坐在椅子上做也可以！
- ○ 动作要慢。
- ○ 腰和后背不要弯曲，一定要挺直。
- ○ 眼睛疲劳时做。

按摩指尖

《要点》

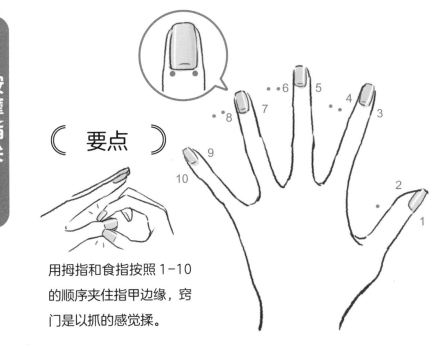

用拇指和食指按照 1-10 的顺序夹住指甲边缘，窍门是以抓的感觉揉。

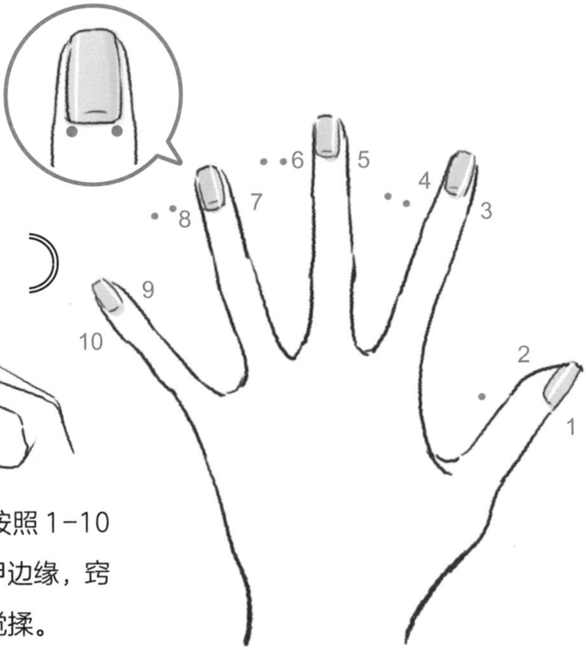

按摩指尖、手掌刺激反射区

按摩指尖，刺激会直接传到自律神经，神经平衡得到调整。这是因为指甲边缘有大量末梢神经。

自律神经和眼部的肌肉有着紧密的联系。肌肉活动容易分泌眼泪，所以可以预防干眼症。

尤其是小拇指，它与控制心脏、肾脏等循环器官的神经相连，建议要比其他手指更用心按摩。

按摩手掌

按摩手掌的反射区会让血流循环更活跃，这里主要按摩眼部和颈部的反射区。

《按压眼睛的反射区》

用另一只手的指腹按压图上的眼睛反射区（斜线部分）部分 10 秒。以稍微感到疼痛的程度为宜。

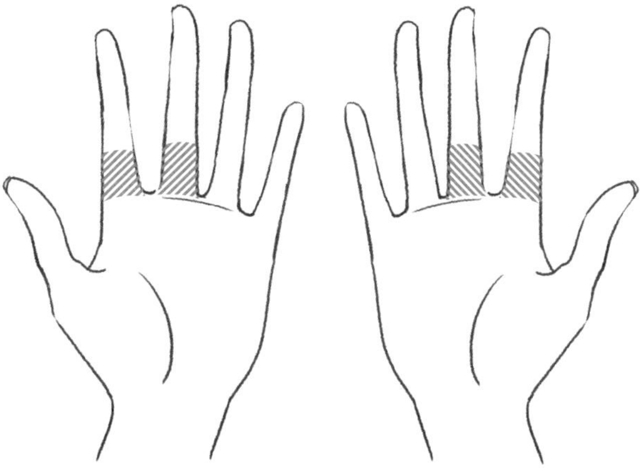

《按压颈部的反射区》

用另一只手的指腹按压图上的颈部反射区（斜线部分）部分 10 秒。以稍微感到疼痛的程度为宜。

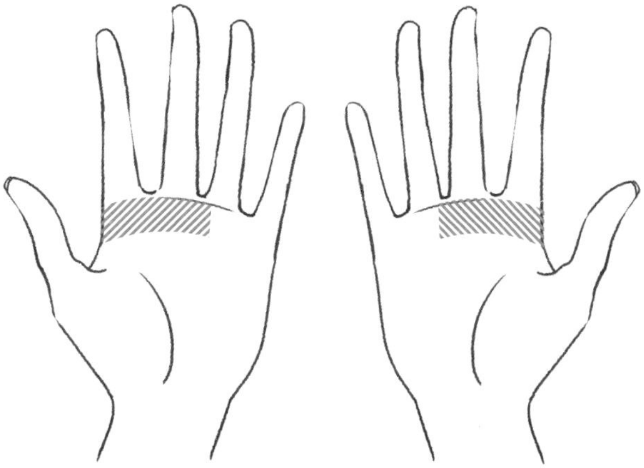

对眼睛好的食物和对眼睛不好的食物

富含这些营养元素的食物对眼睛健康有利，应该多吃一些。

维生素 B1

猪肉、鳗鱼、鲑鱼、鱼子、大豆、花生、糙米等

保护视神经。摄入不足眼睛容易疲劳。

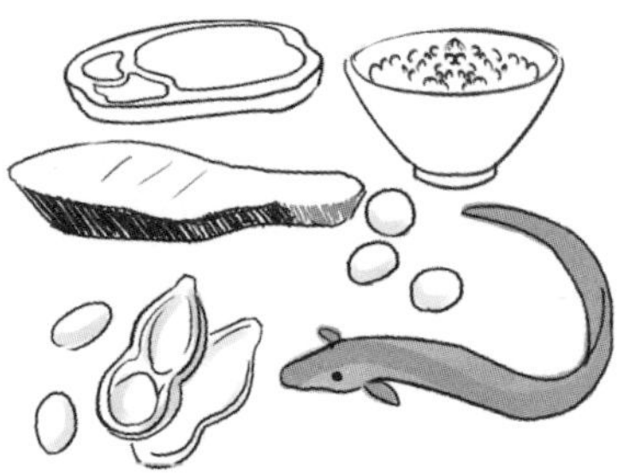

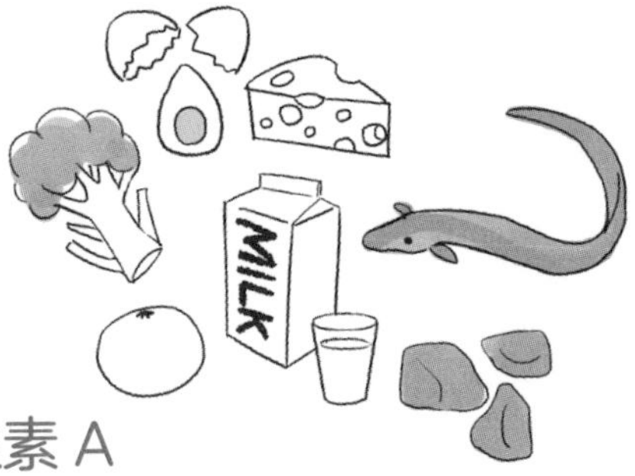

维生素 A

蛋黄、牛奶、奶酪、肝脏、鳗鱼、黄绿色蔬菜等

保护视网膜、角膜、眼睛的黏膜。对眼泪的生成有很大助力，摄入不足会导致干眼症。

维生素 C

橘子、柠檬、柿子、猕猴桃、针叶樱桃、黄绿色蔬菜等

防止细菌侵入人体，保持晶状体的透明度，也有抗氧化作用。

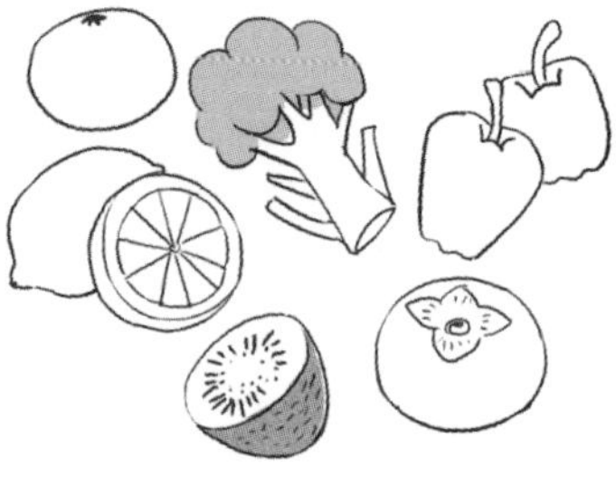

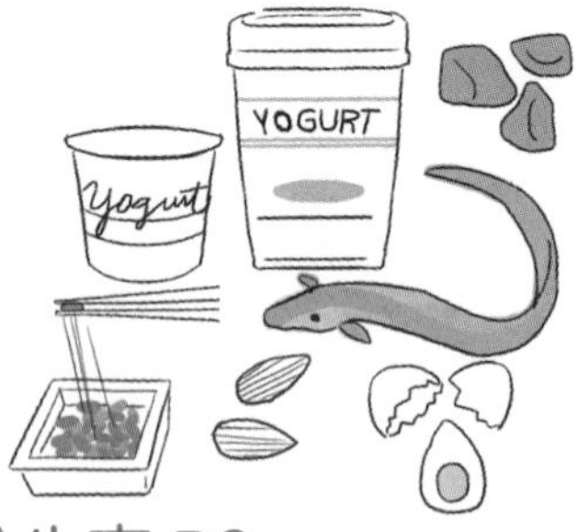

维生素 B2

肝脏、鳗鱼、纳豆、蛋、乳制品、杏仁等

起到保持眼睛黏膜正常的作用，有助于改善眼睛疲劳和充血。摄入不足易发生炎症。

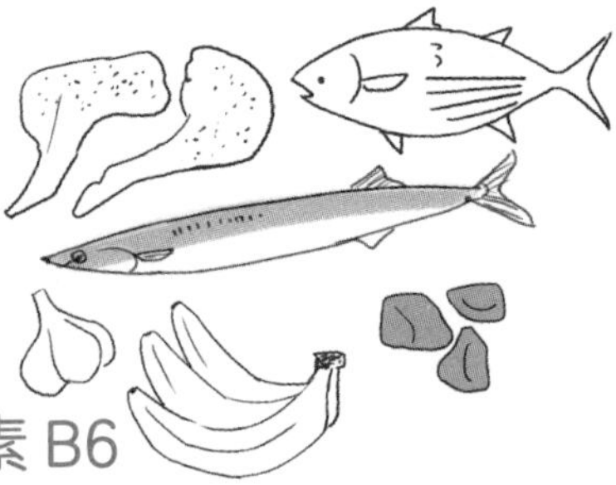

维生素 B6

胡萝卜、肝脏、鸡肉、松鱼、金枪鱼、秋刀鱼、香蕉等

有保持晶状体和角膜健康的作用，可缓解眼过敏症状。

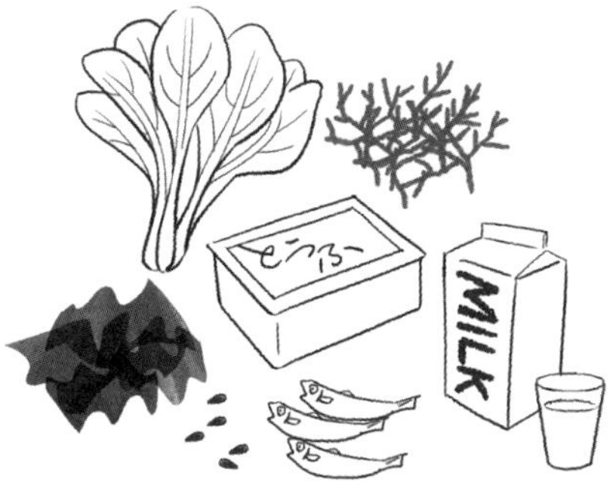

钙质

小鱼、海藻、乳制品、豆腐、小松菜、芝麻等

起到促进睫状体收缩的作用。摄入不足会影响焦点调节功能。

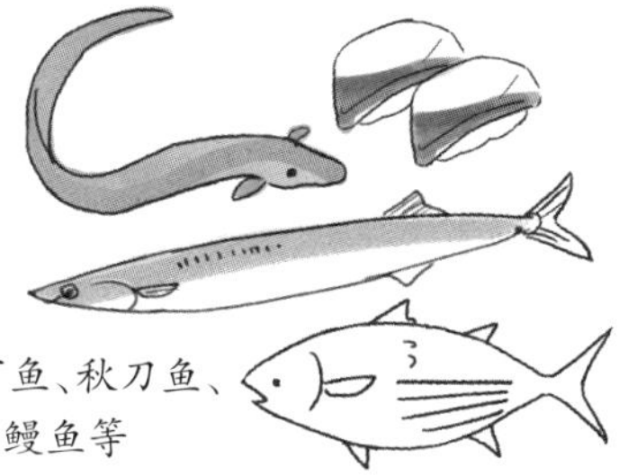

DHA

金枪鱼、鲭鱼、沙丁鱼、秋刀鱼、青花鱼、香梭鱼、鳗鱼等

有助于大脑发育，软化视网膜细胞。

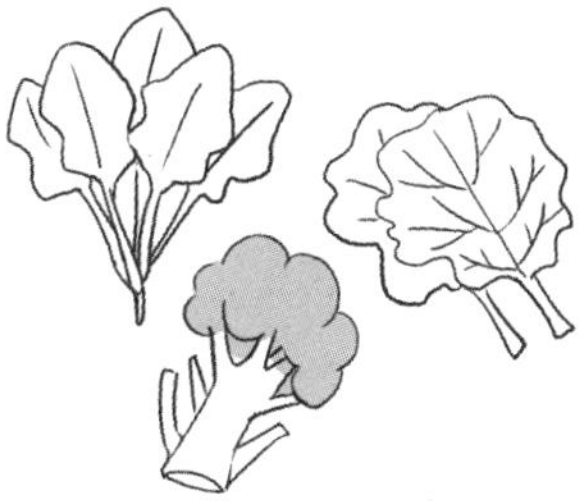

叶黄素

菠菜、西兰花、羽衣甘蓝等

防止紫外线伤害晶状体和视网膜。有恢复视力、预防眼病的效果。

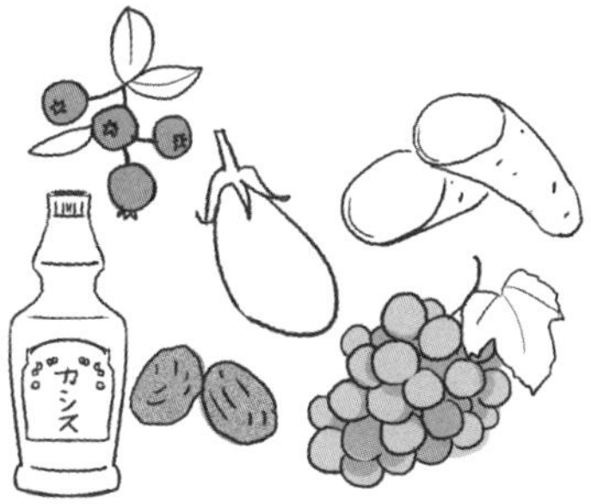

花色苷类食品

蓝莓、黑加仑、葡萄、西洋李、茄子、紫薯等

有抗氧化作用，可以防止眼睛老化，提升机能。

这些食物在视力恢复前最好控制摄入量。

脂肪 会让血液变得黏稠，给眼部丰富的毛细血管带来不好的影响。

糖分 过量摄入会导致角膜和晶状体混浊，供血变差。

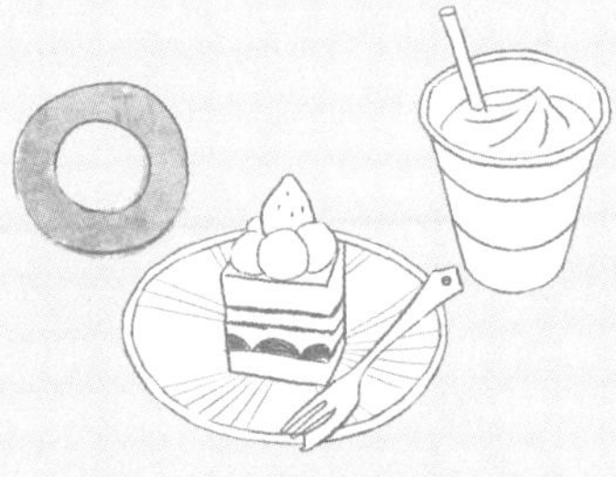

凉的食物和饮品

炎热的时候也要吃温热的东西，防止影响供血。

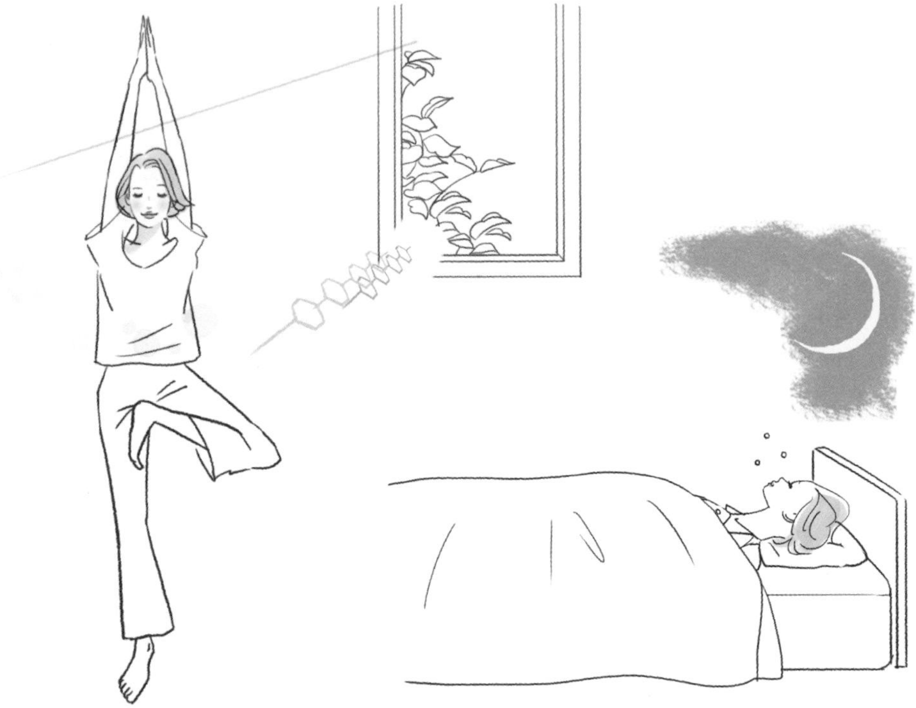

良好的睡眠是视力恢复的关键

眼睛的睫状体整天持续工作，反复伸缩，非常辛苦，所以一天的最后一定要好好休息。

近年来，长时间使用智能手机和电脑的人越来越多，屏幕发出的蓝光会刺激眼睛，导致人难以入睡。这是因为蓝光妨碍了促进睡眠的褪黑素分泌。

所以睡前不要看有刺激性的数码产品屏幕，可以放松下来看看像本书这样训练眼睛的书，然后睡觉。

另外早上要多晒太阳，调节体内的生物钟。因为早晨的阳光有促进活跃大脑的血清素分泌的作用。

早上晒太阳也有让晚上更容易入眠的效果。这样的生活习惯可以进一步提升本书的训练效果。

想要有好的睡眠也可以注意一下洗澡的方式。不要简单地冲淋浴，而是泡在 38℃左右的温水中，眼睛蒙上温热的毛巾，改善供血。

通过改善全身的供血，眼睛的肌肉也会柔软，更容易活动。

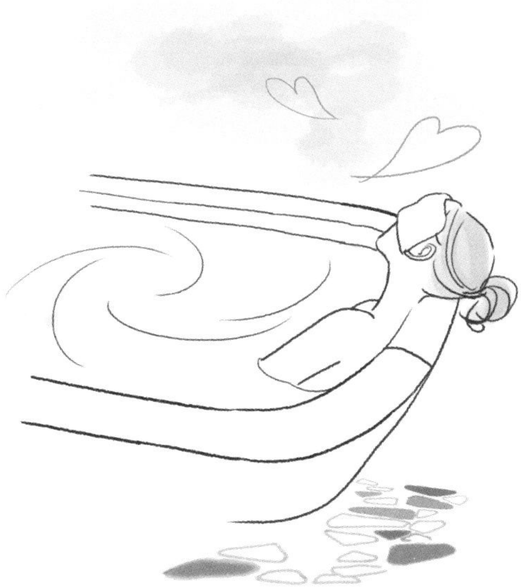

结语

从第 1 天到第 31 天，每天看一张图片，有什么感觉呢?

用看不清近处的老花眼看书、长时间操作电脑、使用智能手机，我们的眼睛每天受到各种各样的刺激，疲惫不堪；读书、玩游戏，眼睛总是盯着近处，成了近视——眼睛真是太累了。最近很多年轻人总是盯着近处看,所以肌肉僵硬,无法调节焦点,也就是“调节紧张”(手机老花眼)。

如果是这样的情况，必须要充分重视，设法恢复视力。

本书中准备了放松、舒缓、锻炼眼部肌肉的方法。

每天睡前进行训练可以促进眼睛周围的供血，31 天为一个疗程，两个疗程的话可以感觉到有一定效果。

方法很简单，但是一定要坚持，否则不会有效果。

希望大家在每天的最后放松下来跟着本书训练，让眼睛健康起来。

本部千博

内容提要

很多人因为近视、老花眼等视力问题深受困扰。造成视力变差的原因之一是眼部供血不足，导致氧气和营养物质无法运达眼睛部位，让眼部肌肉本来的能力无法发挥出来。而且供血不足还会导致废物无法排出，让人更容易患上白内障、青光眼等疾病。

根据本书提供的“迷宫”“找不同”“远近景物”等图片来活动眼睛，锻炼眼部肌肉、促进血液循环，就可以改善视力问题。

北京市版权局著作权合同登记号：图字 01-2020-4749

NERU MAE NI MIRU DAKE DE KINSHI•ROGAN GA YOKU NARU MAHO NO SHASHIN 31

First original Japanese edition published by PHP Institute, Inc., Japan.
Simplified Chinese translation rights arranged with PHP Institute, Inc., Japan.
through Shinwon Agency Co.

图书设计•编辑：G_GRAPHICS INC.
摄影：米田真也（anthem photoworks）
P18-19、P24-25、P30-31、P32-33、P48-49、P52-53、P58-59、P62-63、P66-67、P70-71、P74-75
照片提供：PIXTA

图书在版编目（CIP）数据

睡前视力改善图册 ： 和近视、老花眼说再见 / （日）本部千博编著 ； 蔡晓智译. -- 北京 ： 中国水利水电出版社，2021.5
ISBN 978-7-5170-9595-8

Ⅰ. ①睡… Ⅱ. ①本… ②蔡… Ⅲ. ①视力保护一图集 Ⅳ. ①R77-64

中国版本图书馆CIP数据核字(2021)第087226号

策划编辑：庄　晨　　责任编辑：王开云　　封面设计：梁　燕

书　名	睡前视力改善图册，和近视、老花眼说再见 SHUI QIAN SHILI GAISHAN TUCE，HE JINSHI，LAOHUAYAN SHUO ZAIJIAN
作　者	[日] 本部千博　编著　蔡晓智　译
出版发行	中国水利水电出版社 （北京市海淀区玉渊潭南路 1 号 D 座　100038） 网　址：www.waterpub.com.cn E-mail：mchannel@263.net（万水） sales@waterpub.com.cn 电　话：（010）68367658（营销中心）、82562819（万水）
经　售	全国各地新华书店和相关出版物销售网点
排　版	北京万水电子信息有限公司
印　刷	雅迪云印（天津）科技有限公司
规　格	184mm×240mm　16 开本　6 印张　142 千字
版　次	2021 年 5 月第 1 版　2021 年 5 月第 1 次印刷
印　数	0001—5000 册
定　价	49.00 元